神经解剖学学习指导

刘津平 主编

清華大學出版社
北 京

图书在版编目（CIP）数据

神经解剖学学习指导 / 刘津平主编 . — 北京 : 清华大学出版社 , 2022.6
ISBN 978-7-302-60978-0

Ⅰ. ①神… Ⅱ. ①刘… Ⅲ. ①神经系统—人体解剖学—教材 Ⅳ. ① R322.8

中国版本图书馆 CIP 数据核字（2022）第 089518 号

责任编辑：孙　宇
封面设计：吴　晋
责任校对：李建庄
责任印制：杨　艳

出版发行：清华大学出版社
网　址：http://www.tup.com.cn，http://www.wqbook.com
地　址：北京清华大学学研大厦 A 座　　邮　编：100084
社 总 机：010-83470000　　邮　购：010-62786544
投稿与读者服务：010-62776969，c-service@tup.tsinghua.edu.cn
质量反馈：010-62772015，zhiliang@tup.tsinghua.edu.cn
印 装 者：北京富博印刷有限公司
经　销：全国新华书店
开　本：185mm × 260mm　　印　张：12.5　　彩　插：9　　字　数：254 千字
版　次：2022 年 7 月第 1 版　　印　次：2022 年 7 月第 1 次印刷
定　价：59.00 元（全两册）

产品编号：095396-01

前　言

《神经解剖学学习指导》在参考中英文书目的基础上，对教材内容进行梳理，突出重点内容。本书以适量的中英文对照的表格，将神经解剖繁杂的内容进行总结归纳，条理清晰。每一章的习题是重点内容的提炼总结，便于复习记忆。为培养学生的科学思维和创新能力，同时将新理论予以阐述说明。

实践能力是医学生必须具备的能力，对神经系统结构的学习需要从图谱到标本，能够辨认真实结构，为将来面对不同类型的病患做准备。本书附有脑整体观及各方位切片图，是实验课标本的拍摄，对标本的重要结构也进行了标注，学习时可将文字内容与实物标本相结合。

神经解剖学内容已录制慕课“神经解剖学——周围神经系统”和“神经解剖学——中枢神经系统”与本书配套，本书可结合慕课内容进行学习。

神经解剖学
——周围神经系统

神经解剖学
——中枢神经系统

刘津平

2022 年 4 月

目 录

第1章　总　论

人类神经系统（nervous system）高度进化，是结构和功能最为复杂，起主导作用的调节系统。人体内各系统器官在神经系统的协调下，完成统一的生理功能。例如，体育锻炼时，除肌肉强烈收缩外，同时出现呼吸加深加快、心跳加速、出汗等一系列的生理变化。

神经系统的主要功能：可以探测内、外环境的改变，并做出适宜的反应，引起肌肉、脏器、腺体的活动改变。神经系统使人体的活动能够随时适应外界环境的变化，维持人体与外界环境之间的相对平衡。如天气寒冷时，通过神经系统的调节，外周小血管收缩，减少散热，同时肌肉收缩产生热量，使体温维持在正常水平。在漫长的生物进化过程中，人类由于生产劳动和社会生活的发生和发展，神经系统具有高级功能，例如学习、记忆、认知、自我意识、智力和人格等。总之，神经系统协调人体各系统器官的功能活动，使人体成为一个有机的整体，维持内环境的稳定，适应外界环境的变化，同时具有认识及改造外界环境的能力。

神经系统的复杂功能与神经系统特殊的形态结构密切相关。神经系统由位于颅腔内的脑（brain）与椎管内的脊髓（spinal cord）构成的中枢神经系统（central nervous system），以及遍布全身各处的周围神经系统（peripheral nervous system）组成。组成神经系统的细胞通过特殊的方式连结起来，使神经系统形成具有高度整合功能的结构形式，同时把全身各器官组织联系在一起。在此基础上，通过各种反射，机体可以进行各种复杂的活动。

一、神经系统的发育

神经系统主要来源于外胚层（ectoderm）。在胚胎发育的第3周，外胚层的背侧形成神经板（neural plate），神经板逐渐长大，中央凹陷形成神经沟（neural groove），两侧隆起为神经褶（neural fold）。神经沟进一步凹陷、闭合形成神经管（neural tube）。神经褶上的一部分细胞游离于神经管之外，形成的左右两条与神经管平行的细胞索，称为神经嵴（neural crest），位于神经管的背外侧。

1. 周围神经系统的发育

1）**神经嵴细胞：**可形成神经节、施万细胞和传入神经纤维。神经嵴细胞可分化为周围神经系统中的所有神经元和神经胶质细胞。神经嵴细胞还可分化为肾上腺髓质中的嗜铬细胞、黑素细胞和滤泡旁细胞。有人认为头颈部的部分骨、软骨、肌肉、结缔组织和消化道、呼吸道、胰岛等处的APUD细胞（amine precursor uptake decarboxylation cell），即胺前体摄取脱羧细胞，也由神经嵴细胞分化而来。

2）**神经管**：所有自主神经节前纤维和所有支配骨骼肌的纤维来源于神经管。

3）**中胚层**：脑和脊髓的硬膜，以及周围神经系统中神经纤维的结缔组织被膜来源于中胚层。

2. 中枢神经系统的发育

在胚胎发育的第3周开始形成神经板。神经板发育成神经管，进而发育成脑和脊髓。

在胚胎发育的第4周，神经管头端形成3个膨大的脑泡（brain vesicle），由前向后分别为前脑（forebrain，or prosencephalon）、中脑（midbrain，or mesencephalon）和菱脑（hindbrain，or rhombencephalon）。至胚胎发育的第5周，前脑进一步发育为端脑（telencephalon）和间脑（diencephalon），中脑无明显的变化，菱脑则进一步发育为后脑（metencephalon）和末脑（myelencephalon）。随着胚胎的发育，视泡（optic vesicle）自间脑发育形成，后脑最终演化为脑桥（pons）和小脑（cerebellum），而末脑则形成为延髓（medulla oblongata）。延髓向下经枕骨大孔平面与脊髓（spinal cord）相连续。随着脑的进一步发育，胚胎时期的神经管内腔在脑的各部内形成脑室系统（表1.1）。

成人的脑平均重量约为1400g，可分为6部分：端脑、间脑、小脑、中脑、脑桥和延髓，后三者合称为脑干。

表 1.1　脑的发育

Table 1.1 Development of human brain

初级脑泡（胚胎发育的第3周）primary brain vesicles（3 week embryo）	次级脑泡（胚胎发育的第6周）secondary brain vesicles（6 week embryo）	出生后的脑区 brain regions at birth
前脑 forebrain（prosencephalon）	端脑 telencephalon	大脑 cerebrum
	间脑 diencephalon	丘脑，下丘脑，上丘脑 thalamus，hypothalamus，epithalamus
中脑 midbrain（mesencephalon）	中脑 midbrain（mesencephalon）	顶盖，被盖，大脑脚 tectum，tegmentum，crus cerebri
菱脑 hindbrain（rhombencephalon）	后脑 metencephalon	脑桥 pons
		小脑 cerebellum
	末脑 myelencephalon	延髓 medulla oblongata

二、神经系统的区分

在解剖结构上，神经系统分为中枢部和周围部。中枢神经系统（central nervous system）包括位于颅腔内的脑和位于椎管内的脊髓。周围神经系统（peripheral nervous system）是指遍布全身各处，与脑相连的12对脑神经（cranial nerves）和与脊髓相连的31对脊神经（spinal nerves）。

周围神经系统根据功能分为感觉神经和运动神经。感觉神经（sensory nerve）将神经冲动自感受器传向中枢，又称为传入神经（afferent nerve）；运动神经（motor nerve）将神经冲动自中枢传向周围，又称为传出神经（efferent nerve）。

周围神经系统根据在各器官、系统中所分布的对象不同，又可分为躯体神经和内脏神经。躯体神经（somatic nerve）分布于体表、黏膜、骨、关节和骨骼肌；内脏神经（visceral nerve）分布于内脏、心血管、平滑肌和腺体。

根据分布和功能，周围神经系统分为躯体感觉神经、内脏感觉神经、躯体运动神经和内脏运动神经四种。内脏运动神经（visceral motor nerve）支配的心肌、平滑肌和腺体的活动，不受人的主观意志控制，故又可称为自主神经系统（autonomic nervous system，ANS）或植物神经系统（vegetative nervous system）。根据形态、功能及药理学特点，内脏运动神经可分为交感神经（sympathetic nerve）和副交感神经（parasympathetic nerve）（表1.2）。

表1.2 周围神经系统的功能分类

Table 1.2 Functional classification of peripheral nervous system

<table>
<tr><td rowspan="2">感觉神经（传入神经）
sensory nerve（afferent nerve）</td><td colspan="2">躯体感觉神经 somatic sensory nerve</td></tr>
<tr><td colspan="2">内脏感觉神经 visceral sensory nerve</td></tr>
<tr><td rowspan="3">运动神经（传出神经）
motor nerve（efferent nerve）</td><td colspan="2">躯体运动神经 somatic motor nerve</td></tr>
<tr><td rowspan="2">内脏运动神经（自主神经系统）
visceral motor nerve（autonomic nervous system，ANS）</td><td>交感神经 sympathetic nerve</td></tr>
<tr><td>副交感神经 parasympathetic nerve</td></tr>
</table>

三、神经系统的常用术语

在中枢和周围神经系统中，神经元的胞体和突起在不同部位有不同的组合编排方式，故用不同的术语表示（表1.3）。

1. 中枢部

一些区域富含神经元胞体（如脊髓中央部、大脑半球的表面）称为灰质（gray matter）。在另一些区域主要是神经突起（主要是轴突）的聚集，因有髓鞘，颜色亮白，故称为白质（white matter）。

1）**灰质**：分布于大脑和小脑表面的厚层灰质，称为神经皮质（neural cortex）。功能相同的神经元胞体聚集在一起，称为中枢（center）。白质内形态和功能相似的神经元胞体聚集成团或柱，称为神经核（nucleus）。

2）**白质**：起止、行程和功能基本相同的神经纤维集合在一起称为纤维束（fasciculus）。

中枢和纤维束可构成传导通路（pathway），连接脑与身体各部，包括感觉传导通路，即上行传导通路；运动传导通路，即下行传导通路。

2. 周围部

感觉神经元和内脏运动神经元胞体聚集处称为神经节（ganglion）。神经纤维在周围部聚集为粗细不等的神经（nerve）。

每条神经纤维由称为神经内膜（endoneurium）的结缔组织包绕；若干条神经纤维聚集为一条神经束（nerve tract），包被神经束的结缔组织称神经束膜（perineurium）；由神经束汇聚成一条神经，包裹在神经外面的结缔组织称为神经外膜（epineurium）。一条神经内有若干神经束，一个神经束包含若干神经纤维。神经纤维的性质可相同，也可不同，可为感觉性，也可为运动性，同时即可含有躯体神经纤维，也可含有内脏神经纤维。一条神经内的若干神经束，在行程中常反复编排、组合。

表 1.3 神经系统的常用术语

Table 1.3 Neuroanatomical terms

	神经元胞体 cell bodies of neurons	神经突起 nerve processes
CNS 中枢神经系统 central nervous system	灰质 gray matter	白质 white matter
	神经皮质 neural cortex	纤维束 fasciculus
	神经核 nucleus	
PNS 周围神经系统 peripheral nervous system	神经节 ganglion	神经 nerve

四、神经系统的活动方式

神经系统在调节机体的活动中，对内、外环境的各种刺激作出适宜的反应，称为反射（reflex）。反射是神经系统的基本活动方式。整个神经系统是由亿万个细胞组成的庞大而复杂的信息网络，通过各种反射来维持机体内环境的稳定，以及内环境与外环境的统一。

1. 反射

反射是对特定刺激的立即、非随意运动反应，通过快速调节器官或器官系统的功能维持内稳态。

反射的分类：

（1）根据发生情况，分为先天性反射（innate reflexes）和获得性反射（acquired reflexes）。

（2）根据反应不同，分为躯体反射（somatic reflexes），控制骨骼肌收缩，包括浅反射和牵张反射；内脏反射（visceral reflexes），又称为自主反射（autonomic reflexes），控制平滑肌、心肌和腺体的活动。

（3）根据环路的复杂程度，分为单突触反射（monosynaptic reflexes），反射弧中仅有一个突触；多突触反射（polysynaptic reflexes），反射弧中有多个突触，可以是两个或几百个。

（4）根据信息处理部位，分为脊髓反射（spinal reflexes）和脑反射（cranial reflexes）。

2. 反射弧

反射的结构基础是反射弧（reflex arc）。反射弧是单个反射的神经线路，起自感受器（receptor），经传入神经（afferent nerve）将信息传至信息整合中枢（integration center），再经传出神经（efferent nerve），终止于效应器（effector）。

例如脊髓的屈曲反射，为多突触反射。当手指受到伤害性刺激，痛觉感受器产生神经冲动，经脊神经节的感觉神经元以及经脊神经后（背侧）根传至脊髓灰质后角，脊髓为信息处理中心。经中间神经元接替，兴奋脊髓灰质前角运动神经元，经脊神经前（腹侧）根，引起效应器，上肢骨骼肌收缩，躲避伤害性刺激。脊髓屈曲反射属于保护性反射。

脊髓部位的中间神经元轴突分支将信息传递至对侧大脑皮质，可引起意识性感觉。同时，脊髓反射可受高级中枢的调控。

3. 感受器

感受器（sensory receptor）是反射弧的起始，种类众多，其中压力感受器和化学感受器为内脏感受器。

1）**痛温觉感受器**（pain and temperature receptors）：游离神经末梢。

2）**皮肤机械感受器**（cutaneous mechanoreceptors）：①默克尔触觉盘（Merkel's disc）：轻（粗）触觉；②迈斯纳小体（Meissner's corpuscle）：精细触觉；③帕西尼亚小体（Pacinian corpuscle）（环层小体）：压力和振动觉。

3）**肌肉和肌腱感受器**（muscle and tendon receptors）：为包裹的机械感受器（mecanoreceptors）和本体感受器（proprioceptors）。①肌梭（muscle spindle）：牵张感受器；②高尔基腱器官（Golgi tendon organ，GTO）：对肌肉收缩产生的主动力敏感。

4）**压力感受器**（baroreceptors）：调解自主功能（内脏活动）。①颈动脉窦和主动脉窦的压力感受器，提供血压的信息给心血管和呼吸控制中枢。②肺部压力感受器，提供肺的牵张信息至呼吸节律中枢，控制呼吸频率。③消化道压力感受器，感受消化道各段容量信息，进而诱发反射，推动食物在消化道的运动。④结肠压力感受器，接受结肠内粪便容量的信息，触发排便反射。⑤膀胱壁内压力感受器，接受膀胱容量的信息，触发排尿反射。

5）**化学感受器**（chemoreceptors）：对体液内化学成分敏感。①颈动脉体（小球）、主动脉体（小球）的化学感受器：可感受血液中氧、二氧化碳的浓度及 pH 值的变化。分别通过 CN IX 舌咽神经，CN X 迷走神经传至中枢，诱发反射，调节呼吸与心血管的活动。②延髓呼吸中枢内及附近的化学感受器：对脑脊液中二氧化碳的浓度及 pH 值的变化敏感，诱发反射，调节呼吸的深度和频率。

一、名词解释

1. 灰质（gray matter），皮质（cortex）
2. 白质（white matter），髓质（medulla）
3. 神经核（nucleus）
4. 神经节（ganglion）
5. 纤维束（fasciculus）
6. 神经（nerve）

二、问答题

1. 简要介绍神经系统的发育。
2. 周围神经系统是如何分类的？
3. 简要介绍反射与反射弧。

第 2 章　神经组织

神经系统主要由神经组织构成，神经组织有两种主要的细胞成分，即神经细胞（nerve cell）或称神经元（neuron）、神经胶质细胞（neuroglial cell）或称神经胶质（neuroglia）。

一、神经元

神经元是神经系统结构和功能的基本单位，具有感受刺激和传导神经冲动的功能。通常神经冲动的传导方向，自树突到胞体，再到轴突。

1. 神经元的结构

神经元的大小和形态各异，但每个神经元都可以分为胞体（soma）和突起（processes）两部分。

1）**胞体**：神经元的代谢中心。细胞核大而圆，核仁明显。

胞质内含有神经细胞所特有的尼氏体（Nissl bodies）和神经原纤维（neurofibril）。游离核糖体聚集于粗面内质网，这种富含 RNA 结构的聚集物，即光镜下所见到的嗜碱性的尼氏体。神经丝聚集成束，即光镜下所见的神经原纤维，是神经骨架的主要成分，维持神经元的形状。

神经元胞体内的微管（microtubule）与细胞成分的运输相关。胞体内还有发达的高尔基复合体（Golgi complex）和丰富的线粒体（mitochondria）、滑面内质网和游离核糖体等。游离核糖体聚集于粗面内质网。

成熟的神经元通常缺少中心体（centrosome），不能够分裂增殖。

2）**突起**：是神经元的胞体向外突出的部分，按其形态构造分为树突和轴突。

（1）树突（dendrites）通常有多个，为胞体向外伸出的树枝状突起，一般较短，局限于胞体附近。树突基部较宽，向外逐渐变细并反复分支，其小分支上有大量的微小突起，称树突棘（dendrite spine），是接受信息的装置。

（2）轴突（axon）是由胞体发出的一条细长突起，其粗细在全长基本一致，可发出侧支。轴突的功能主要是传导由胞体发出的冲动，将其传递至其他的神经元或细胞（肌细胞、腺细胞等）。轴突起始处有一特化区，称为轴丘（axon hillock），轴突和轴丘处无尼氏体。小细胞的轴突短而细，大细胞的轴突较长，有的可达 1m 以上。轴突远端发出许多终末分支，其末端即轴突终末（axon terminal），可与其他细胞构成突触。

胞体与轴突之间的物质运送称为轴突运输（axonal transport），是双向的。轴突因缺乏核糖体不能合成蛋白质。大分子的合成、组装细胞器的过程在胞体内完成，这些物质运送至轴突末梢，为顺行运输（anterograde transport）。轴突末端摄取的物质，运送至胞体再利用，为逆行运输（retrograde transport）。

小知识

神经元

神经元形态的观察，多采用高尔基染色法（Golgi staining）。意大利神经解剖学家和病理学家 Camillo Golgi 发明铬酸盐 - 硝酸银染色方法，即高尔基染色法。西班牙病理学家和神经学家 Sant iago Ramón y Ca jal 提出神经元学说（neuron doctrine），即神经元是神经系统最基本的结构和功能单位。因他们在神经系统结构中突出的贡献，获得 1906 年诺贝尔生理学或医学奖。

2. 神经元的分类

1）根据神经元突起的数目可分为 3 类（表 2.1）：

表 2.1 神经元依据突起的数目分类

Table 2.1 Classification of neurons. Number，length，and mode of branching of neurites

形态分类 morphologic classification	神经突的排列 arrangement of neurites	位置 location
假单极神经元 pseudounipolar neuron	单一的突起从细胞体发出，然后分成一个轴突和一个树突 a single process arises from the cell body and then divides into an axon and a dendrite	脊髓（背根）神经节 spinal（dorsal root）ganglion
双极神经元 bipolar neuron	胞体两端各发出一个突起 single neurite emerges from either end of cell body	视网膜、蜗神经节和前庭神经节 retina，cochlea and vestibular ganglia
多极神经元 multipolar neuron	许多树突和一个长轴突 many dendrites and one long axon	大脑皮质和脊髓的运动神经元和中间神经元；周围神经系统的自主神经节 motor neurons and interneurons in cortex of brain and spinal cord; peripherally，in autono-mic ganglia

（1）假单极神经元（pseudounipolar neuron），自胞体发出一个突起，但很快呈“T”形分叉为两支，一支至周围的感受器称为周围突（peripheral process），另一支入脑或脊髓称为中枢突（central process）。脑神经节、脊神经节中的感觉神经元属于此类。

（2）双极神经元（bipolar neuron），自胞体两端各发出一个突起，其中一个分布至感受器，称周围突；另一个进入中枢部，称中枢突。位于视网膜内的双极细胞、内耳的前庭神经节和蜗神经节内的感觉神经元属于此类。

（3）多极神经元（multipolar neuron），具有多个树突和一个轴突。中枢部内的神经元绝大部分属于此类。

2）根据神经元轴突的长短可分为 2 类：

一类是 Golgi I 型神经元（Golgi type I neuron），轴突较长，将冲动从中枢部某一部位传向其他部位，如大脑皮质的锥体细胞、小脑的浦肯野细胞、脊髓的运动细胞。

另一类是 Golgi II 型神经元（Golgi type II neuron），轴突较短，常在特定局限的小范围内传递信息，如一些中间神经元。

3）依据神经元的功能和传导方向可分为 3 类：

（1）感觉神经元（sensory neuron），又称传入神经元（afferent neuron），将内、外环境的各种刺激传向中枢部。假单极和双极神经元属此类。

（2）运动神经元（motor neuron），又称传出神经元（efferent neuron），将冲动自中枢部传向身体各部。多极神经元属于此类。躯体运动神经元支配骨骼肌，内脏运动神经元管理心肌、平滑肌和腺体的活动。

（3）联络神经元（association neuron），又称中间神经元（intermediate neuron），是在中枢部位于感觉和运动神经元之间的多极神经元。包括兴奋性神经元和抑制性神经元。它们在中枢神经系统内参与构成复杂的网络系统，以不同的方式对传入的信息进行储存、整合和分析，并将其传至神经系统的其他部位。

4）根据神经元合成、分泌化学递质的不同可分为 4 类：

（1）胆碱能神经元（cholinergic neuron），乙酰胆碱（acetylcholine，ACh）是运动神经元和骨骼肌之间、自主神经系统神经节之间，及副交感节后神经元释放的神经递质。

（2）单胺能神经元（monoaminergic neuron），包括儿茶酚胺能神经元（分泌去甲肾上腺素、多巴胺等）、5- 羟色胺能神经元和组胺能神经元，广泛分布于中枢和周围神经系统。去甲肾上腺素（norepinephrine）主要由交感节后神经元释放。

（3）氨基酸能神经元（amino acid neuron），最重要的是谷氨酸（glutamic acid）和 γ- 氨基丁酸（gamma-aminobutyric acid，GABA），它们广泛存在，分别是中枢神经系统中主要的兴奋性和抑制性神经递质。

（4）肽能神经元（peptidergic neuron），以各种肽类物质（如生长抑素、P 物质、脑啡肽等）为神经递质，广泛分布于中枢和周围神经系统。

3. 神经纤维

神经元较长的突起被髓鞘和神经膜包裹，称为神经纤维（nerve fiber）。被髓鞘和神经膜共同包裹，称为有髓纤维（myelinated fiber）；仅被神经膜所包裹，则称为无髓纤维（nonmyelinated fiber）。

在发育过程中，髓鞘形成细胞（如施万细胞）的细胞膜螺旋状环绕轴突形成多层同心圆板层，紧紧围绕轴突的质膜构成髓鞘（myelin sheath）。施万细胞的细胞质和暴露的细胞膜，即最外层的有核细胞质层，称为神经膜（neurilemma）。在有髓纤维，施万细胞仅可在单一轴突上形成一段（1mm 长的）髓鞘；而在无髓纤维，施万细胞可形成多条轴突的神经膜。

在周围神经系统中，髓鞘由施万细胞（Schwann cell）形成；在中枢神经系统内，髓鞘由少突胶质细胞（oligodendrocyte）形成。施万细胞仅可在单一轴突上形成髓鞘，而少突胶质细胞可在多条轴突上形成髓鞘。

髓鞘呈节段状包绕在轴突外面，直至神经末梢之前，在相邻两髓鞘节段间的区域称为郎飞结（Ranvier node），该处轴突裸露。神经冲动在有髓纤维中是跳跃式传导（saltatory conduction）。

神经冲动的传导速度与轴突的性质相关：有髓鞘的传导速度比无髓鞘的快；直径越大，传导越快。

在周围神经中，由于神经纤维的粗细和有无髓鞘与神经冲动的传导速度有关，因此可以根据纤维的直径、传导速度和功能分为 A、B、C 3 种类型，再将 A 类纤维的直径由粗到细、速度由快到慢分为 α、β、γ、δ 4 种亚类（表 2.2）。

（1）运动纤维

A-α 类，最粗，有髓鞘，传导速度最快，脊髓灰质前角 α 运动神经元发出支配梭外肌的纤维。

A-γ 类，较粗，有髓鞘，传导速度较快，脊髓灰质前角 γ 运动神经元发出支配梭内肌的纤维。

B 类，较细，有髓鞘，传导速度较慢，自主神经节前纤维。

C 类，最细，无髓鞘，传导速度最慢，自主神经节后纤维。

（2）躯体感觉神经还有另一种分类方法，根据纤维直径由粗到细、传导速度由快到慢分为 I、II、III、IV 4 类。这种分类方法与 A、B、C 分类有一定的对应关系。

I（A-α）类，最粗，传导速度最快，传导来自肌梭与腱器官的本体感觉。

II（A-β）类，较粗，传导速度较快，传导触觉、压觉和振动觉。

III（A-δ）类，较细，传导速度较慢，传导触觉、压觉、快痛觉和温度觉。

IV（C）类，最细，传导速度最慢，无髓鞘，传导慢痛觉和温度觉。

表 2.2　神经纤维的分类

Tab 2.2　Classification of nerve fibers

神经纤维 nerve fibers	直径（mm）diameter（mm）*	传导速度（m/s）conduction velocity（m/s）	功能 function
运动神经元轴突 motor axons			
A-α	12 ~ 20	15 ~ 120	α 前角运动神经元（支配梭外肌纤维）alpha motor neurons of anterior horn（innervate extrafusal muscle fibers）
A-γ	2 ~ 10	10 ~ 45	γ 前角运动神经元（支配梭内肌纤维）gamma motor neurons of anterior horn（innervate intrafusal muscle fibers）
B	＜3	3 ~ 15	有髓鞘的自主神经节前纤维 myelinated preganglionic autonomic fibers
C	1	2	无髓鞘的自主神经节后纤维 unmyelinated postganglionic autonomic fibers
感觉神经元轴突 sensory axons			
Ⅰa（A-α）	12 ~ 20	70 ~ 120	来自肌梭的本体感觉 proprioception through muscle spindle
Ⅰb（A-α）	12 ~ 20	70 ~ 120	来自高尔基腱器官的本体感觉 proprioception through Golgi tendon organ
Ⅱ（A-β）	5 ~ 12	30 ~ 70	触觉、压觉和振动觉 touch，pressure，and vibration
Ⅲ（A-δ）	2 ~ 5	20 ~ 30	触觉、压觉、快痛觉和温度觉 touch，pressure，fast pain，and temperature
Ⅳ（C）	0.5 ~ 1	0.5 ~ 2	慢痛觉和温度觉，无髓纤维 slow pain and temperature，unmyelinated fibers

注：* Myelin sheath included if present：如果存在，包括髓鞘。

4. 突触

突触（synapse）是神经元与神经元之间或神经元与效应器之间传递信息的特殊接触区域，通过它可实现细胞与细胞间的通信。

根据连接方式可分为轴 – 树突触、轴 – 体突触、轴 – 轴突触、树 – 树突触和体 – 体突触等。神经元之间的大多数突触，是轴 – 树突触和轴 – 体突触。轴 – 树突触通常对目标神经元具有兴奋作用，而大多数轴 – 体突触具有抑制作用。

一个神经元可以与多个神经元形成突触，根据传递方式，可分为化学突触和电突触。

1）**化学突触**（chemical synapse）：是神经系统内信息传递的主要方式，是以释放化学递质为中介的突触传递。

化学突触包括 3 个部分：突触前部（presynaptic element）、突触间隙（synaptic cleft）和突触后部（postsynaptic element）。突触前部有密集的突触小泡（synaptic vesicle）和突触前膜（presynaptic membrane），小泡内含有高浓度的神经递质。当神经冲动沿轴突传到突触前部时，小泡向突触前膜移动，与其融合，神经递质被释放到突触间隙（为 30 ~ 50nm）。神经递质作用于突触后膜（postsynaptic membrane）上的受体，使受体蛋白或离子通道构型发生改变，产生电位变化，从而影响突触后神经元或非神经细胞的活性。化学突触的传递为单向性，时间上有突触延迟。

2）**电突触**（electrical synapse）：是以电位扩布的方式进行传递。在低等脊椎动物和某些无脊椎动物中有丰富的电突触，在哺乳动物中较少。电突触的结构基础是缝隙连接（gap junction），相邻细胞借膜上的跨膜结构连接子（connexon）对合连接，构成相邻细胞间的水相通道。每个连接子由 6 个蛋白亚单位接合素（connexin）呈环形排列而成，中间有一小孔，直径 2nm，允许分子量小于 1.2kDa 的物质自由通过。

电突触的电阻低，传导速度快，传导为双向性，可使相接触的具有共同作用的神经元或细胞同步活动，形成功能合胞体（如延髓的吸气中枢）。

二、神经胶质细胞

神经胶质细胞是神经组织中的另一类主要细胞，其数量是神经细胞的十多倍。神经胶质细胞保留分裂的能力，是大多数神经元已经丧失的。神经胶质细胞的主要功能：对神经元起支持固定的作用；营养功能；形成髓鞘具有绝缘的作用；清除病原及死亡的神经元；辅助神经元形成突触连接等。

神经胶质细胞可分为中枢神经系统和周围神经系统的胶质细胞，前者有星形胶质细胞、少突胶质细胞、小胶质细胞、室管膜细胞等；后者有施万细胞和卫星细胞等（表 2.3）。

1）**星形胶质细胞**（astrocyte）：是胶质细胞中体积最大、数量最多的细胞。细胞呈星形，从胞体发出许多突起，伸展包绕在神经元的胞体、树突、突触以及郎飞结等处。突起的末端常膨大形成脚板（footplate）或称终足（end foot）。有些脚板贴附在邻近的毛细血管壁上，参与构成血 – 脑屏障（blood-brain barrier）；有些靠近脑脊髓表面的脚板则附着在软膜内表面，彼此连接构成胶质界膜（glia limitans）。

星形胶质细胞的核大，呈圆形或卵圆形，胞质中含有由胶质原纤维酸性蛋白（glial fibrillary acidic protein，GFAP）组成的胶质丝（glial filaments），糖原颗粒（glycogen granules）等作为其典型的细胞质成分。GFAP 仅存在于星形胶质细胞的胞体中，因此可利用 GFAP 的特异性抗体来检测星形胶质细胞。

根据胶质丝的含量以及突起的形状可将星形胶质细胞分为纤维性星形胶质细胞和

原浆性星形胶质细胞。①纤维性星形胶质细胞（fibrous astrocyte）：突起长而细，分支较少，主要存在于白质中，功能有提供支持框架、电绝缘体、限制神经递质的扩散、摄取 K^+ 离子等。②原浆性星形胶质细胞（protoplasmic astrocyte）：突起短而粗，分支多，通常存在于灰质中，功能主要包括储存糖原、具有吞噬功能、替代死亡的神经元形成瘢痕、运送代谢产物或原料、产生营养物质等。

表 2.3　神经胶质细胞的分类

Tab 2.3 The classification of neuroglia cell

位置 location	神经胶质细胞 neuroglial cell	功能 function
中枢神经系统 central nervous system（CNS）	星形胶质细胞 astrocyte	维持血－脑屏障；提供结构支持；调节离子、营养物质和溶解气体的浓度；吸收和再利用神经递质；损伤后形成瘢痕组织 maintain blood-brain barrier；provide structural support；regulate ion，nutrient，and dissolved-gas concentrations；absorb and recycle neurotransmitters；form scar tissue after injury
	少突胶质细胞 oligodendrocyte	形成 CNS 神经元轴突的髓鞘；提供结构框架 myelinate CNS axons；provide structural framework
	小胶质细胞 microglia	通过吞噬作用清除细胞碎片、废物和病原体 remove cell debris，wastes，and pathogens by phagocytosis
	室管膜细胞 ependymocyte	覆盖脑室和脊髓中央管；协助脑脊液产生、循环和监测 line ventricles（brain）and central canal（spinal cord）；assist in producing，circulating，and monitoring cerebrospinal fluid
周围神经系统 peripheral nervous system （PNS）	施万细胞 Schwann cell	围绕 PNS 中的所有轴突；形成 PNS 神经元轴突的髓鞘；参与损伤后修复过程 surround all axons in PNS；responsible for myelination of peripheral axons；participate in repair process after injury
	卫星细胞 satellite cell	在神经节中环绕神经元细胞体；调节神经节神经元周围的 O_2、CO_2、营养物质和神经递质水平 surround neuron cell bodies in ganglia；regulate O_2，CO_2，nutrient，and neurotransmitter levels around neurons in ganglia

2）**少突胶质细胞**（oligodendrocyte）：胞体较小，呈梨形或椭圆形，有少量的突起，核较小，呈圆形或卵圆形，着色较深。少突胶质细胞是中枢神经系统中形成髓鞘的细胞，一个少突胶质细胞可形成多条轴突的髓鞘。

3）**小胶质细胞**（microglia）：来源于中胚层的单核－巨噬细胞，胞体很小，呈短棒状，一般由胞体两端伸出数条枯树枝样的突起，突起表面粗糙有棘刺。小胶质细胞参与中枢神经系统的免疫反应、炎性反应及损伤修复。当脑组织有炎症或损伤时，小胶质细胞被激活，变为大而圆的阿米巴样细胞，游走至损伤处，吞噬和清除坏死组织。

4）**室管膜细胞**（ependymocyte）：是衬附于脑室内面和脊髓中央管内面的一层立方或柱状上皮细胞，游离面可有微绒毛和纤毛。室管膜细胞参与组成脑脊液－脑屏障，脉络丛处的室管膜细胞还有分泌脑脊液的功能。

5）**施万细胞**（Schwann cell）：又称神经膜细胞（neurilemmal cell），周围神经系统的成髓鞘细胞，可形成髓鞘、神经膜。施万细胞只形成一条轴突的髓鞘，与少突胶质细胞可形成多条轴突的髓鞘有所不同。施万细胞在轴突变性和再生的过程中发挥重要作用。

6）**卫星细胞**（satellite cell）：又称被囊细胞（capsule cell），是神经节内包裹神经节细胞胞体的一层扁平细胞。调解神经元周围O_2、CO_2、营养物质和神经递质的水平。

传统的观点认为神经胶质细胞是神经系统的辅助细胞，主要对神经元起支持、营养、保护和修复的作用。近20多年来，由于分子生物学技术，以及细胞内注射标记技术、钙成像技术、膜片钳技术、激光共聚焦扫描显微镜技术、光电联合检测技术等各种新技术的应用，人们对神经胶质细胞的形态和功能有了更为深入的认识。神经胶质细胞在神经系统中的作用不亚于神经细胞，神经系统的复杂功能是由神经细胞和神经胶质细胞共同完成的。

一、名词解释

1. 轴突运输（axonal transport）
2. 假单极神经元（pseudounipolar neuron）
3. 有髓纤维（myelinated fiber）
4. 无髓纤维（nonmyelinated fiber）
5. 胶质原纤维酸性蛋白（glial fibrillary acidic protein，GFAP）

二、问答题

1. 试述神经元的分类。
2. 比较化学突触与电突触。
3. 试述神经胶质细胞的分类和功能。

第3章　脊神经

一、概述

（一）脊神经的构成、分部及纤维分布

脊神经（spinal nerves）是连接于脊髓的周围神经部分，共31对。根据脊神经与脊髓连接的部位，将其分为5部分，分别为颈神经（cervical nerves）8对、胸神经（thoracic nerves）12对、腰神经（lumbar nerves）5对、骶神经（sacral nerves）5对、尾神经（coccygeal nerves）1对。

脊神经通过同序数椎体上方或下方的椎间孔穿出椎管或骶管，形成特定的位置关系。第1颈神经干在寰椎与枕骨之间的间隙离开椎管，第2～7颈神经干经同序数颈椎上方的椎间孔穿出椎管，第8颈神经干则在第7颈椎下方的椎间孔穿出椎管；所有胸神经干和腰神经干经同序数椎骨下方的椎间孔穿出椎管；第1～4骶神经从同序数的骶前孔和骶后孔出骶管，第5骶神经和尾神经则经骶管裂孔穿出。

不同部位的脊神经前、后根在椎管内的走行方向和走行距离有明显差别。颈神经根最短，行程近于水平；胸神经根较长，斜向外下走行；腰、骶神经根最长，几近垂直下行，在脊髓的下方形成马尾（cauda equina）。由脊神经前、后根合成的脊神经干在椎间孔处穿出椎管，该部位的损伤和病变可能累及脊神经，导致感觉和运动障碍。在椎间孔处，脊神经的毗邻：前方为椎体及椎间盘，后方为关节突关节和黄韧带，上方是上位椎弓的椎下切迹，下方是下位椎弓的椎上切迹。进出椎间孔的结构还有伴随脊神经一起走行的脊髓动、静脉和脊神经的脊膜支。

每对脊神经连于一个脊髓节段，由前根和后根组成（表3.1）。前根（anterior root）连于脊髓前外侧沟，由运动性神经根丝构成。后根（posterior root）连于脊髓后外侧沟，由感觉性神经根丝构成。脊神经后根在椎间孔处有椭圆形的膨大，称为脊神经节（spinal ganglion）或背根神经节（dorsal root ganglion，DRG），含有假单极感觉神经元。

表 3.1 脊神经

Table 3.1 Spinal nerves

前（腹侧）根 anterior（ventral）root	前根自前外侧沟穿出，传递来自内脏和躯体运动神经元的神经冲动 emerges as anterior rootlets from the anterior lateral sulcus and conveys motor output from visceral and somatic motor neurons
后（背侧）根 posterior（dorsal）root	后根进入后外侧沟，并通过包含假单极神经元的脊（背根）神经节传递身体的感觉冲动（一般躯体感觉和一般内脏感觉） enters the posterior lateral sulcus as posterior rootlets and conveys sensory input（GSA and GVA）from the body via the spinal（dorsal root）ganglion，which contains pseudounipolar neurons

前根和后根在椎间孔处合为一条脊神经，既含有感觉纤维又含有运动纤维的混合神经。感觉纤维和运动纤维均含有躯体神经纤维和内脏神经纤维，因此，脊神经共含有 4 种纤维成分：

1）**躯体感觉纤维**（somatic sensory fibers）：来自脊神经节中的假单极神经元，其中枢突构成脊神经后根进入脊髓，周围突则组成脊神经分布于皮肤、骨骼肌、肌腱和关节等身体部位，将皮肤浅感觉（痛、温觉和触觉）以及肌、腱和关节的深感觉（本体感觉）信号传入中枢。

2）**内脏感觉纤维**（visceral sensory fibers）：来自脊神经节中的假单极神经元，其中枢突组成后根进入脊髓，周围突则分布内脏、心血管和腺体的感受器，将这些结构的感觉冲动传入中枢。

3）**躯体运动纤维**（somatic motor fibers）：由位于脊髓灰质前角的运动神经元的轴突所构成，分布于躯干和肢体的骨骼肌，支配其随意运动。

4）**内脏运动纤维**（visceral motor fibers）：发自胸髓 12 个节段和腰髓第 1 ~ 3 节段的中间外侧核（交感神经中枢）以及骶髓第 2 ~ 4 节段的骶副交感核。其轴突分布于内脏、心血管和腺体的效应器，支配心肌和平滑肌的运动，控制腺体的分泌活动。

（二）脊神经的分支

脊神经的前根和后根在椎间孔处合为脊神经干后，立即分为 4 支，包括前支、后支、交通支和脊膜支（表 3.2）。

1）**前支**（anterior ramus）：是脊神经干发出的最粗大分支，为混合性神经支。前支是脊神经分支中神经纤维含量最多，分布范围最广的，主要分布至躯干前、外侧部和四肢的肌肉及皮肤。胸神经前支保留进化早期的节段性走行和分布的特点，其余各部脊神经前支在到达所支配的器官前，相邻神经干相互交织形成 4 个神经丛，即颈丛、臂丛、腰丛和骶丛，并重新编织成新的神经干，分支分布于身体的效应器和感受器。

2）**后支**（posterior ramus）：是脊神经干发出的一系列向躯干背面走行，分布于项部、背部和腰骶部的分支，为混合性神经支。后支较前支细小，经相邻椎骨横突之间或骶后孔向后走行。绕上关节突外侧向后行至相邻横突之间再分为内侧支和外侧支，骶神经后支则经由骶后孔行至臀区。大部分脊神经后支均可分为肌支和皮支两大类，肌支分布于项、背、腰、骶和臀部的深层肌，皮支则分布于枕、项、背、腰、骶和臀部的皮肤。脊神经后支的分布具有明显的节段性特点。

表 3.2　脊神经的分支

Table 3.2 Spinal nerve rami

前（腹侧）支 anterior（ventral）ramus		支配躯干前面和外侧面的肌肉和皮肤、四肢和内脏器官 innervates the anterior and lateral muscles and skin of the trunk，extremities，and visceral organs
后（背侧）支 posterior（dorsal）ramus		支配躯干背面的皮肤和肌肉 innervates the skin and muscles of the back
交通支 communicating ramus	白交通支 white ramus communicans	仅见于脊髓的胸腰段（胸 1 至腰 2），包含有髓鞘的交感神经节前纤维 found only in thoracolumbar segments of the spinal cord（T_1-L_2），contain myelinated preganglionic sympathetic fibers
	灰交通支 gray ramus communicans	与所有脊神经有关，含有无髓鞘的交感神经节后纤维 associated with all spinal nerves，contain unmyelinated postganglionic sympathetic fibers
脊膜支 meningeal ramus		支配脊膜和脊柱 innervates the meninges and vertebral column

3）**交通支**（communicating ramus）：属于内脏运动纤维，交感神经系统的结构，为连于脊神经与交感干之间的细支。可分为两类：白交通支（white ramus communicans）由脊神经进入交感干的有髓神经纤维构成，发自脊髓灰质侧角的中间外侧核；仅见于脊髓的胸腰段（T_1-L_2），为髓鞘的交感神经节前纤维。灰交通支（gray ramus communicans）与所有脊神经有关，由发自交感干神经节的无髓的节后神经纤维构成。

4）**脊膜支**（meningeal ramus）：为脊神经出椎间孔后发出的返回椎管内的细支。返回椎管后，分为横支、升支和降支，分布于脊髓被膜、血管壁、骨膜、韧带和椎间盘等处。

（三）脊神经的支配、分布特点

1. 脊神经的支配

在胚胎发育的早期阶段，每个脊髓节段所属的脊神经都分布到特定的体节(somite)。随着发育过程的不断进行，相应的肌节和皮节，以及由此分化和演变的肌群和皮肤发生了形态改变和位置的迁移。不论这些肌群和皮肤的位置怎样变化，它们对应的脊神经以及所属的脊髓节段并不会由此改变（表 3.3）。

表 3.3　脊神经的支配：一条脊神经支配来自一个体节的衍生物

Table 3.3 Spinal nerve innervation. One spinal nerve innervates the derivatives from one somite

皮节 dermatome	由一条脊神经的纤维支配的皮肤区域组成 consists of a cutaneous area innervated by the fibers of one spinal nerve
肌节 myotome	由一条脊神经的纤维支配的肌肉组成 consists of muscles innervated by the fibers of one spinal nerve
骨节 sclerotome	由一条脊神经的纤维支配的骨骼和韧带组成 consists of bones and ligaments innervated by the fibers of one spinal nerve

每一条脊神经支配一个体节的衍生物，包括皮节（dermatome）：由一条脊神经的纤维支配的皮肤区域；肌节（myotome）：由一条脊神经的纤维支配的肌肉；骨节（sclerotome）：由一条脊神经的纤维支配的骨和韧带。

较大的神经干多与血管伴行于同一个结缔组织筋膜鞘内，构成血管神经束。在肢体的关节处，神经与血管相同，多走行于关节的屈侧。某些神经在行程中没有相应血管伴行，如成人的坐骨神经，因胚胎发育过程中其伴行血管逐渐退化所致。

较大的神经干一般分出皮支、肌支和关节支。皮支（cutaneous branch）从深面穿过深筋膜浅出于皮下，常与浅静脉伴行分布，主要含躯体感觉纤维和内脏运动纤维，前者与皮肤内的感受器相连，后者分布至皮肤内的血管平滑肌、竖毛肌和汗腺。肌支（muscular branch）多从肌肉的近侧端或肌的起点附近发出，并伴随血管一起进入肌肉，主要含有躯体运动纤维和躯体感觉纤维。关节支（articular branch）多在关节附近发出，一条行程较长的神经往往发出多条分支到达数个关节，一个关节也可同时接受多条神经发来的关节支。关节支主要由躯体感觉纤维组成。

2. 脊神经的分布特点

脊神经前支可组成颈丛、臂丛、腰丛和骶丛，由神经丛发出分支至身体的感受器和效应器。一些部位的脊神经仍然保持着进化早期节段性分布的特点：大部分出现于躯干背面的脊神经后支具有相对恒定的节段性分布规律；胸神经前支的外侧皮支和前皮支在胸、腹壁的皮肤区，也存在明显的节段性分布的特点。

每一条脊神经皮支的分布区与相邻脊神经皮支的分布区并不是绝对分开的，相邻两条皮神经的分布区域存在一定程度的相互重叠。因此，当一条皮神经受损时，一般不会出现其分布区的感觉丧失，而仅表现为感觉迟钝。两条以上相邻的皮神经受到损伤时，才会出现损伤神经分布区的感觉完全消失的体征。了解脊神经在皮肤分布的节段性和重叠性的现象，对临床某些神经系统疾病的定位诊断有重要参考意义。

二、胸神经前支

胸神经前支共有 12 对，第 1 ~ 11 对均位于相应的肋间隙中，称为肋间神经

（intercostal nerves），第 12 对胸神经前支位于第 12 肋的下方，故名肋下神经（subcostal nerve）。

肋间神经在肋间内肌、最内肌之间，肋间血管的下方走行，在肋骨下缘的肋沟内前行至腋前线附近离开肋沟，行于肋间隙的中间。

上 6 对肋间神经的肌支分布于肋间肌、上后锯肌和胸横肌。其皮支有两类：外侧皮支（lateral cutaneous branches）在肋角前方发出，斜穿前锯肌浅出后分为前、后两支，分别向前、向后走行，分布于胸外侧壁和肩胛区的皮肤；前皮支（anterior cutaneous branches）在近胸骨侧缘处浅出，分布于胸前壁的皮肤及内侧的胸膜壁层。

第 2 肋间神经的外侧皮支又称为肋间臂神经（intercostobrachial nerve），横行通过腋窝到达臂内侧部与臂内侧皮神经交通，分布于臂上部内侧份皮肤。第 4 ~ 6 肋间神经的外侧皮支和第 2 ~ 4 肋间神经的前皮支均向内、外方向发支分布于乳房。

第 7 ~ 11 肋间神经及肋下神经在相应肋间隙内向前下方走行，出肋间隙进入腹壁后，行于腹横肌和腹内斜肌之间，在腹直肌外侧缘穿腹直肌鞘，分布于腹直肌。下 5 对肋间神经发出的肌支分布于肋间肌和腹前外侧壁肌群；肋间神经发出的外侧皮支由上至下分别从深面穿肋间肌和腹外斜肌浅出，肋间神经的前皮支则在白线附近浅出。外侧皮支和前皮支主要分布于胸部和腹部的皮肤，同时也有分支分布至胸膜和腹膜的壁层。

胸神经前支在胸、腹壁皮肤的分布具有非常明显的节段性特点，每一对胸神经前支的皮支在躯干的分布区相对恒定（表 3.4），第 2 胸神经前支（T_2）分布区相当于胸骨角平面，第 4 胸神经前支（T_4）相当于乳头平面，第 6 胸神经前支（T_6）相当于剑突平面，第 8 胸神经前支（T_8）相当于两侧肋弓中点连线的平面，第 10 胸神经前支（T_{10}）相当于脐平面，第 12 胸神经前支（T_{12}）的分布区则相当于脐与耻骨联合连线中点的平面。

表 3.4 胸神经前支的节段分布

Table 3.4 Segmental distribution of anterior rami of thoracic nerve

胸神经前支 anterior rami of thoracic nerve	皮节 dermatome
第 2 胸神经前支 T_2	胸骨角 sternal angle
第 4 胸神经前支 T_4	乳头 nipples
第 6 胸神经前支 T_6	剑突 xiphoid process
第 8 胸神经前支 T_8	肋弓中点 midpoint of costal arch
第 10 胸神经前支 T_{10}	脐 umbilicus
第 12 胸神经前支 T_{12}	脐到耻骨联合连线的中点 midpoint of line from umbilicus to pubic symphysis

三、颈丛

（一）颈丛的组成和位置

颈丛（cervical plexus）由第 1 ~ 4 颈神经前支相互交织构成，位于胸锁乳突肌上部的深面，中斜角肌和肩胛提肌起始端的前方，延伸至颈后三角。

（二）颈丛的分支

颈丛的分支可以分为 3 类：分布于皮肤的皮支，至深层肌的肌支，与其他神经相互连接的交通支（表 3.5）。

表 3.5 颈丛的分支与分布

Table 3.5 Cervical plexus

分支 branches	分布 distribution
皮支 cutaneous branches	
枕小神经 lesser occipital nerve	颈部后外侧的皮肤 skin on posterolateral aspect of neck
耳大神经 great auricular nerve	耳和腮腺区的皮肤 skin of ear，skin over parotid gland
颈横神经 transverse cervical nerve	颈部前面和侧面的皮肤 skin on anterior and lateral aspect of neck
锁骨上神经 supraclavicular nerve	肩部和锁骨区域的皮肤 skin of shoulder and clavicular region
肌支 muscular branches	
膈神经 phrenic nerve	支配膈的感觉和运动 supplies the diaphragm with both sensory and motor innervation
交通支 communicating branches	
颈袢 ansa cervicalis	舌骨下肌群 infrahyoid muscles

1. 皮支

颈丛的皮支在胸锁乳突肌深面聚集，从该肌后缘中点附近浅出，至颈后三角，分散走行，分布于一侧颈部皮肤。颈丛皮支由深面浅出的部位，是颈部浅层结构浸润麻醉的重要阻滞点。颈丛的主要分支：

1）**枕小神经**（lesser occipital nerve）（C_2）：沿胸锁乳突肌后缘上行，分布于枕部及颈后外侧部的皮肤。

2）**耳大神经**（great auricular nerve）（C_2，C_3）：沿胸锁乳突肌表面向耳垂方向上行，分布于耳廓及附近皮肤、腮腺区皮肤。

3）**颈横神经**（transverse nerve of neck）（C_2，C_3）：横行跨过胸锁乳突肌表面

向前走行，分布于颈前部和外侧部皮肤。

4）**锁骨上神经**（supraclavicular nerve）（C_3，C_4）：有2 ~ 4条分支，呈辐射状行向下方和下外侧，越过锁骨至胸前壁上份及肩部。主要分布于颈侧区下部、胸壁上部（锁骨区）和肩部的皮肤。

2. 肌支

颈丛发出一些肌支支配颈部深层肌（椎前、外侧肌）、肩胛提肌、舌骨下肌群和膈。

1）**膈神经**（phrenic nerve）（C_3 ~ C_5）：自前斜角肌上端的外侧下行，经该肌前面下降至肌的内侧，在锁骨下动、静脉之间经胸廓上口进入胸腔。心包膈血管与其伴行，经肺根前方，在纵隔胸膜与心包之间下行至膈，于中心腱附近穿入膈的肌纤维中。膈神经的运动纤维支配膈肌的运动，感觉纤维分布于膈、胸膜、心包以及膈下面的部分腹膜。一般认为，右膈神经的感觉纤维还分布到肝、胆囊和肝外胆道的浆膜。膈神经受到损伤后，主要影响同侧半膈肌的功能，表现为腹式呼吸减弱或消失，严重者可有窒息感。膈神经受到刺激时可发生呃逆。

2）**副膈神经**（accessory phrenic nerve）：为颈丛的一个不恒定的分支，出现率约为48%，常见于一侧。该神经发出部位变化较大，多发自第4、5颈神经，或第6颈神经。发出后先在膈神经外侧下行，于锁骨下静脉上方或下方加入膈神经。

3. 交通支

颈丛与分布在颈部的其他神经分支之间存在一些交通支，颈丛与副神经、迷走神经和交感神经之间均有交通支相连。其中最重要的是颈丛分支与舌下神经之间的交通联系——颈袢（ansa cervicalis）。第1颈神经的部分纤维离开本干后，加入到舌下神经，随其一起下行，走行较短距离后离开舌下神经继续下行，独立构成舌下神经降支（颈袢上根）。第2、3颈神经的部分纤维离开本干后汇合组成颈神经降支（颈袢下根）下行。舌下神经降支与颈神经降支在环状软骨水平结合形成颈袢，发出分支支配舌骨下肌群。

四、臂丛

（一）臂丛的组成和位置

臂丛（brachial plexus）由第5 ~ 8颈神经前支和第1胸神经前支的大部分纤维交织汇集而成，部分位于颈部，部分位于腋窝。供应上肢的神经基本均来自臂丛。臂丛的主要结构经斜角肌间隙（前斜角肌和中斜肌之间）向外侧穿出，在锁骨后方行向外下，进入腋窝。

组成臂丛的神经根先合成上（C_5，C_6）、中（C_7）、下（C_8，T_1）三个干（trunks），每个干在锁骨上方或后方又分为前、后两股（divisions），由上、中干的前股合成外侧束（lateral cord），下干前股自成内侧束（medial cord），三个干的后股汇合成后束（posterior cord）。三束分别从内、外、后三面包围腋动脉。

（二）臂丛的分支（表 3.6）

1. 臂丛根的分支

1）**肩胛背神经**（dorsal scapular nerve）（C_4，C_5）：起自相应脊神经根，穿中斜角肌向后，越过肩胛提肌，与肩胛背动脉伴行，在肩胛骨和脊柱之间下行，分布至菱形肌和肩胛提肌。

2）**胸长神经**（long thoracic nerve）（C_5 ~ C_7）：起自相应神经根，在臂丛主要结构的后方斜向外下进入腋窝，沿胸侧壁前锯肌表面伴随胸外侧动脉下行，分布于前锯肌和乳房外侧份。此神经的损伤可致前锯肌瘫痪，出现“翼状肩”体征，肩胛骨内侧缘翘起。

2. 臂丛干的分支

1）**肩胛上神经**（suprascapular nerve）（C_5，C_6）：起自臂丛的上干，向后走行，经肩胛上切迹进入冈上窝，与肩胛上动脉伴行，绕肩胛冈外侧缘转入冈下窝，分布于冈上肌、冈下肌和肩关节。肩胛上切迹处，该神经最易损伤，损伤后出现冈上肌和冈下肌无力，肩关节疼痛等症状。

2）**锁骨下肌神经**（C_5，C_6）：分布至锁骨下肌。

3. 外侧束的分支

1）**胸外侧神经**（lateral pectoral nerve ）（C_5 ~ C_7）：起自臂丛外侧束，跨过腋动、静脉的前方，穿过锁胸筋膜，走行于胸大肌深面，并分布至该肌。此神经在走行过程中，发出分支与胸内侧神经的分支汇合，分布于胸小肌。

2）**肌皮神经**（musculocutaneous nerve）（C_5 ~ C_7）：自臂丛外侧束发出后，向外侧斜穿喙肱肌，在肱二头肌与肱肌之间下行，分支分布于以上三肌。另有纤维在肘关节下方，自肱二头肌下端外侧穿出深筋膜，分布于前臂外侧份的皮肤，称为前臂外侧皮神经（lateral cutaneous nerve of the forearm）。肱骨骨折或肩关节损伤时，可伴有肌皮神经的损伤，表现为屈肘无力，及前臂外侧部皮肤感觉减弱。

3）**正中神经外侧根**（lateral root of median nerve）：见正中神经。

4. 内侧束的分支

1）**胸内侧神经**（medial pectoral nerve）（C_8，T_1）：发自臂丛内侧束，穿腋动、静脉之间前行，与胸外侧神经的分支汇合，从深面进入并支配胸小肌。有部分纤维穿出胸小肌或绕其下缘分布于胸大肌。

2）**臂内侧皮神经**（medial brachial cutaneous nerve）（C_8，T_1）：自臂丛内侧束发出，在腋静脉内侧下行，沿肱动脉和贵要静脉内侧下行至臂中部浅出，分布于臂内侧和臂前面的皮肤。在腋窝内，该神经常与肋间臂神经之间有交通。

3）**前臂内侧皮神经**（medial antebrachial cutaneous nerve）（C_8，T_1）：发自臂丛内侧束，穿经腋动、静脉之间，沿肱动脉内侧下行，至臂中部浅出，与贵要静脉伴行，终末可至腕部。该神经在前臂分为前、后两支，分布于前臂内侧份的前面和后面的皮肤。

4）**正中神经内侧根**（medial root of median nerve）：

正中神经（median nerve）（C_6 ~ T_1）由发自臂丛内侧束的内侧根和发自外侧束的外侧根汇合而成。两根挟持腋动脉向外下方呈锐角合为正中神经主干，先行于动脉的外侧，继而在臂部沿肱二头肌内侧沟下行，逐渐从外侧跨过肱动脉至其内侧，下行至肘窝。向下穿经旋前圆肌和指浅屈肌腱弓，在前臂正中，指浅、深屈肌之间，下行到达腕部。行于桡侧腕屈肌腱与掌长肌腱之间，进入屈肌支持带深面的腕管，在掌腱膜深面分布至手掌。

正中神经在臂部一般没有分支。

在肘部及前臂发出许多肌支，其中沿前臂骨间膜前面下行的骨间前神经较粗大，行程较长。正中神经在前臂的分布范围较广，支配除肱桡肌、尺侧腕屈肌和指深屈肌尺侧半以外的所有前臂屈肌和旋前肌。

在手部屈肌支持带的下方，正中神经发出一粗短的返支，于桡动脉掌浅支外侧进入鱼际，支配除拇收肌以外的鱼际肌群。在手掌区，正中神经发出数条指掌侧总神经，每一条指掌侧总神经下行至掌骨头附近分为两支指掌侧固有神经，后者沿手指的相对缘行至指尖。正中神经在手部的分布可概括为：运动纤维支配第1、2蚓状肌和鱼际肌（拇收肌除外）；感觉纤维则分布于桡侧半手掌、桡侧三个半手指掌面皮肤及其中节和远节指背皮肤。

正中神经极易在前臂和腕部外伤时被损伤，出现其分布区的功能障碍。

（1）旋前圆肌综合征为正中神经在穿过旋前圆肌和指浅屈肌起点腱弓处受压损伤后出现的症状，表现为正中神经所支配的肌收缩无力和手掌感觉障碍。

（2）在腕管内，正中神经易因周围结构的炎症、肿胀和关节的病变而受压损伤，出现腕管综合征，鱼际肌（拇收肌除外）和第1、2蚓状肌瘫痪，表现为鱼际肌萎缩，拇指内收，不能对掌，手掌变平呈“猿掌”，同时桡侧三个半手指掌面皮肤及桡侧半手掌出现感觉障碍。

正中神经的体表投影：肱二头肌内侧沟上端肱动脉的搏动处，肘部肱骨内、外上髁间连线中点稍内侧，此二点之间的连线即为正中神经在臂部的投影线。将此投影线延至腕部桡侧腕屈肌腱与掌长肌腱连线的中点，即为正中神经在前臂的投影线。

5）**尺神经**（ulnar nerve）（C_8，T_1）：自臂丛内侧束发出，从腋动、静脉之间穿出腋窝，在肱二头肌内侧沟，于肱动脉内侧下行至臂中部。穿内侧肌间隔至臂后区内侧，下行进入肱骨内上髁后方的尺神经沟。由后向前穿过尺侧腕屈肌的起点，行至前臂前内侧，在尺动脉内侧下行于尺侧腕屈肌与指深屈肌之间。在桡腕关节上方，尺神经发出手背支后，主干在豌豆骨桡侧、屈肌支持带浅面分为浅支和深支，在掌腱膜深面、腕管浅面进入手掌。

尺神经的主要分支分布：①尺神经在臂部不发任何分支。②在前臂上部发肌支支配尺侧腕屈肌和指深屈肌尺侧半。③从桡腕关节上方发出的手背支，在腕部伸肌支持带浅面转至手背部，发分支分布于手背尺侧半和小指、环指及中指尺侧半背面皮肤。④浅支分布于小鱼际表面的皮肤、小指掌面皮肤和环指尺侧半掌面皮肤。⑤深支分布于小鱼际肌、拇收肌、骨间掌侧肌、骨间背侧肌及第3、4蚓状肌。

尺神经容易受到损伤的部位包括肘部肱骨内上髁后方、尺侧腕屈肌起点处和豌豆骨外侧。

（1）尺神经在肱骨内上髁后方或尺侧腕屈肌起点处受到损伤时，运动障碍主要表现为屈腕力减弱，环指和小指远节指间关节不能屈曲，小鱼际肌和骨间肌萎缩，拇指不能内收，各指不能相互靠拢。同时，各掌指关节过伸，出现"爪形手"。感觉障碍则表现为手掌和手背内侧缘皮肤感觉丧失。

（2）若在豌豆骨处受损，由于手的感觉支早已发出，所以手的皮肤感觉不受影响，主要表现为骨间肌的运动障碍。

尺神经的体表投影：自胸大肌下缘肱动脉起始段搏动点开始，向下内侧到肱骨内上髁与鹰嘴之间的连线，为尺神经在臂部的投影线。将此线在前臂的尺侧延至豌豆骨的外侧，则为尺神经在前臂的投影线。尺神经在肱骨内上髁后方的尺神经沟内位置最为表浅，易触及。

5. 后束的分支

1）**肩胛下神经**（subscapular nerve）（$C_5 \sim C_7$）：发自臂丛的后束，常分为上支和下支，分别进入肩胛下肌和大圆肌，支配二者的运动。

2）**胸背神经**（thoracodorsal nerve）（$C_6 \sim C_8$）：发自臂丛后束，沿肩胛骨外侧缘伴肩胛下血管下行，分支分布于背阔肌。

3）**腋神经**（axillary nerve）（C_5，C_6）：从臂丛后束发出，与旋肱后血管伴行向后外走行，穿经腋窝后壁的四边孔后，绕肱骨外科颈至三角肌深面，发支支配三角肌和小圆肌。部分纤维自三角肌后缘穿出后延续为皮神经，分布于肩部和臂外侧区上部的皮肤，称为臂外侧上皮神经（upper lateral brachial cutaneous nerve）。肱骨外科颈骨折、肩关节脱位或使用腋杖不当所致的重压，都有可能造成腋神经的损伤，导致三角肌瘫痪。表现为患侧肩部失去圆隆外形，臂不能外展，肩部和臂外上部皮肤感觉障碍。

4）**桡神经**（radial nerve）（$C_5 \sim T_1$）：发自臂丛后束，位于腋动脉的后方，与肱深动脉伴行，经肱三头肌长头和内侧头之间，沿桡神经沟绕肱骨中段后面行向外下，在肱骨外上髁上方穿外侧肌间隔至肱桡肌与肱肌之间，下行于肱桡肌与桡侧腕长伸肌之间。桡神经在肱骨外上髁前方分为浅支和深支两终末支。桡神经浅支（superficial branch of radial nerve）为皮支，自肱骨外上髁前外侧向下沿桡动脉外侧下行，在前臂中、下1/3交界处转向背侧，继续下行至手背部，分为4～5支指背神经，分布于手背桡侧半皮肤和桡侧三个半手指近节背面的皮肤。桡神经深支（deep branch of radial nerve）较浅支粗大，主要为肌支，在桡骨颈外侧穿旋后肌至前臂后面，沿前臂骨间膜后面，在前臂浅、深伸肌群之间下行至腕关节背面，沿途发支分布于前臂伸肌群、桡尺远侧关节、腕关节和掌骨间关节。因其走行及分布的特点，深支又被称为骨间后神经。

桡神经在臂部发出较多分支：①肌支主要分布于肱三头肌、肘肌、肱桡肌和桡侧腕长伸肌。②关节支分布于肘关节。③皮支共有 3 支，臂后皮神经在腋窝发出后分布于臂后部的皮肤；臂外侧下皮神经在三角肌止点远侧浅出，分布于臂下外侧部的皮肤；前臂后皮神经自臂中部外侧浅出下行至前臂后面，后达腕部，沿途分支分布于前臂后面皮肤。

桡神经在肱骨中段和桡骨颈处骨折时最易发生损伤。

（1）在臂中段的后方，桡神经紧贴肱骨的桡神经沟走行，因此肱骨中段或中、下 1/3 交界处骨折容易合并桡神经的损伤，导致前臂伸肌群的瘫痪，表现为抬前臂时呈“垂腕”状，同时第 1、2 掌骨间背面皮肤感觉障碍明显。

（2）桡骨颈骨折时，可损伤桡神经深支，出现伸腕无力，不能伸指等症状。

桡神经的体表投影：自腋后襞下缘外侧端与臂相交处斜向外下连于肱骨外上髁，此连线即为桡神经在臂背侧面的投影。

表 3.6　臂丛的分支与分布

Table 3.6 Brachial plexus

分支 branches	分布 distribution
臂丛根的分支 branches of the roots	
肩胛背神经 dorsal scapular nerve	菱形肌和肩胛提肌 rhomboids and levator scapulae muscles
胸长神经 long thoracic nerve	前锯肌 serratus anterior muscle
臂丛干的分支 branches of the trunks	
肩胛上神经 suprascapular nerve	冈上肌和冈下肌 supraspinatus and infraspinatus muscles
外侧束的分支 branches of the lateral cord	
胸外侧神经 lateral pectoral nerve	胸大肌和胸小肌 pectoralis major and minor muscles
肌皮神经 musculocutaneous nerve	臂部前群肌肉，终支为前臂外侧皮神经 muscles of the anterior arm compartment, ends as the lateral cutaneous nerve of the forearm
正中神经外侧根 lateral root of the median nerve	见正中神经 see median nerve
内侧束的分支 branches of the medial cord	
胸内侧神经 medial pectoral nerve	胸大肌和胸小肌 pectoralis major and minor muscles
臂内侧皮神经 medial brachial cutaneous nerve	臂内侧和前面的皮肤 skin on the medial and anterior aspects of the arm

续表

分支 branches	分布 distribution
前臂内侧皮神经 medial antebrachial cutaneous nerve	前臂内侧的皮肤 skin on the medial aspect of the forearm
尺神经 ulnar nerve	尺侧腕屈肌和指深屈肌尺侧半、小鱼际肌、第 3、4 蚓状肌、拇收肌、所有骨间肌；尺侧一个半指掌面皮肤，小鱼际表面的皮肤，手背尺侧半和尺侧两个半手指背面皮肤 the flexor carpi ulnaris muscle and medial half of the flexor digitorum profundus muscle，hypothenar muscles，third and fourth lumbrical muscles，adductor pollicis，all interossei muscles；skin on palmar surface of the medial one and one-half fingers，associate palm and wrist，dorsal surface of the medial part of the hand
正中神经的内侧根 medial root of the median nerve	见正中神经 see median nerve
正中神经 median nerve 由发自臂丛外侧束的外侧根和发自内侧束的内侧根汇合形成 formed by the union of lateral and medial roots originating from the lateral and medial cords of the brachial plexus	前臂前群的大部分肌肉（尺侧腕屈肌和指深屈肌尺侧半除外），三块鱼际肌，第 1、2 蚓状肌；掌外侧皮肤和桡侧三个半手指掌侧皮肤 most of the muscles in the anterior compartment of the forearm（except for the flexor carpi ulnaris muscle and medial half of the flexor digitorum profundus muscle），three thenar muscles，first two lumbrical muscles；skin on the lateral palm and the palmar aspect of the lateral three and one-half fingers
后束的分支 branches of the posterior cord	
肩胛下神经 subscapular nerve	肩胛下肌和大圆肌 subscapularis muscle and teres major muscle
胸背神经 thoracodorsal nerve	背阔肌 latissimus dorsi muscle
腋神经 axillary nerve	小圆肌和三角肌，肩部和臂外侧区上部的皮肤 teres minor and deltoid muscles；skin on the shoulder and upper part of the lateral arm
桡神经 radial nerve	臂和前臂后部的所有肌肉；臂和前臂后侧、臂下侧面和手背外侧的皮肤 all muscles in the posterior compartments of the arm and forearm；skin on the posterior aspect of the arm and forearm，the lower lateral surface of the arm，and the dorsal lateral surface of the hand

五、腰丛

（一）腰丛的组成和位置

腰丛（lumbar plexus）由第 12 胸神经前支的一部分、第 1 ~ 3 腰神经前支及第 4 腰神经前支的一部分组成。腰丛位于腰大肌深面，腰椎横突的前方。腰丛发出的分支除支配位于附近的髂腰肌和腰方肌外，还发出许多分支分布于腹股沟区、大腿前部和大腿内侧部。

（二）腰丛的分支（表 3.7）

1）**髂腹下神经**（iliohypogastric nerve）（L_1）：自腰大肌外侧缘穿出，经肾的后面、腰方肌前面行向外下方，在髂嵴后份上方进入腹横肌与腹内斜肌之间，前行浅出至腹内斜肌与腹外斜肌之间，在腹股沟管浅环上方约 3cm 处穿腹外斜肌腱膜达皮下。分支分布于腹壁诸肌，同时有皮支分布于臀外侧区、腹股沟区及下腹部的皮肤。

2）**髂腹股沟神经**（ilioinguinal nerve）（L_1）：在髂腹下神经下方出腰大肌外侧缘，斜行跨过腰方肌和髂肌上部，在髂嵴前端附近穿腹横肌浅出，行于腹横肌与腹内斜肌之间，前行进入腹股沟管，与精索（或子宫圆韧带）伴行，从腹股沟管浅环穿出。髂腹股沟神经较髂腹下神经细小，其肌支沿途分布于附近的腹壁肌，皮支分布于腹股沟部、阴囊或大阴唇的皮肤。

3）**股外侧皮神经**（lateral femoral cutaneous nerve）（L_2，L_3）：从腰大肌外侧缘穿出后，向前外侧走行，横过髂肌表面至髂前上棘内侧，经腹股沟韧带深面，离开髂窝进入股部。在髂前上棘下方 5 ~ 6cm 处，穿出深筋膜分布于大腿前外侧部的皮肤。

4）**生殖股神经**（genitofemoral nerve）（L_1，L_2）：自腰大肌前面穿出下行，斜越输尿管的后方行至腹股沟区，在腹股沟韧带上方分为生殖支和股支。①生殖支于腹股沟管深环处进入腹股沟管，随管内结构分布于提睾肌和阴囊（或随子宫圆韧带分布于大阴唇）。②股支穿过股鞘和阔筋膜，分布于股三角区的皮肤。在腹股沟疝修补术和盲肠后位阑尾手术时，应注意勿伤及生殖股神经。

5）**股神经**（femoral nerve）（L_2 ~ L_4）：为腰丛发出的最大分支。自腰大肌外侧缘发出，在腰大肌与髂肌之间下行到达腹股沟区，在腹股沟韧带中点稍外侧的深面穿过，于股动脉的外侧进入大腿的股三角区。股神经在股三角内发出数条分支，其中肌支主要分布于髂肌、耻骨肌、股四头肌和缝匠肌。皮支中有行程较短的股中间皮神经和股内侧皮神经，分布于大腿和膝关节前面的皮肤区。皮支中最长的是隐神经（saphenous nerve），伴随股动脉进入收肌管下行，出该管后在膝关节内侧继续下行，于缝匠肌下端的后方浅出至皮下。与大隐静脉伴行，沿小腿内侧面下行至足内侧缘，沿途发出分支分布于髌下、小腿内侧面及足内侧缘的皮肤。股神经尚有分支至膝关节和股动脉。

股神经受损后主要表现有：屈髋无力，坐位时不能伸膝，行走困难，膝跳反射消失，大腿前面和小腿内侧面皮肤感觉障碍。

6）**闭孔神经**（obturator nerve）（L_2 ~ L_4）：自腰丛发出后从腰大肌内侧缘穿出，紧贴盆壁内面前行，与闭孔血管伴行，穿闭孔管出盆腔，随后分为前、后两支，分别在短收肌的前、后方浅出至大腿内侧区。闭孔神经发出的肌支主要支配闭孔外肌、长收肌、短收肌、大收肌和股薄肌，偶见分支至耻骨肌；其皮支主要分布于大腿内侧部皮肤。闭孔神经也有细小分支分布于髋关节和膝关节。

副闭孔神经偶有出现，一般沿腰大肌内侧缘下行，在耻骨肌后方跨过耻骨上支，分布于耻骨肌和髋关节，与闭孔神经之间有交通。

闭孔神经在股内侧区中间处，由深至浅，进入长收肌，然后进入股薄肌。当手术中选用股薄肌替代肛门外括约肌时，应注意保留此分支。

表 3.7 腰丛的分支与分布

Table 3.7 Lumbar plexus

分支 branches	分布 distribution
髂腹下神经 iliohypogastric nerve	腹内斜肌和腹横肌的最下部；臀侧区和耻骨部皮肤 the most inferior parts of the internal oblique and transversus abdominis muscles; skin on side of buttock and skin on pubis
髂腹股沟神经 ilioinguinal nerve	腹部肌肉；外生殖器和大腿内侧近端皮肤 abdominal muscles; skin of external genitalia and proximal medial aspect of the thigh
股外侧皮神经 lateral femoral cutaneous nerve	大腿外侧皮肤 skin of lateral thigh
生殖股神经 genitofemoral nerve	提睾肌；阴囊或大阴唇；股三角的皮肤 cremaster muscle; scrotum or labia majora; skin over the femoral triangle
股神经 femoral nerve	大腿前群肌肉；大腿前面和小腿内侧面的皮肤 muscles of the anterior compartment of the thigh; skin of the anterior thigh and the medial surface of the leg
闭孔神经 obturator nerve	大腿内收肌群及大腿上内侧的皮肤 the adductor muscle group plus some skin on the superomedial thigh

六、骶丛

（一）骶丛的组成和位置

骶丛（sacral plexus）由腰骶干和所有骶、尾神经前支组成。腰骶干（lumbosacral trunk）由第 4 腰神经前支的部分纤维和第 5 腰神经前支的所有纤维在腰丛下方合成，随后下行越过盆腔上口进入小骨盆，加入骶丛。根据参与组成的脊神经数目，骶丛是全身最大的脊神经丛。

骶丛位于盆腔内，在骶骨和梨状肌的前面、髂血管的后方，左侧骶丛前方有乙状结肠，右侧骶丛前方有回肠袢。由于骶丛与盆腔脏器，如直肠和子宫等，位置十分邻近，这些器官的恶性肿瘤可浸润、扩散至骶丛，导致疼痛，以及多个神经根受累的体征。

（二）骶丛的分支

骶丛发出的分支可分为两大类：一类是短距离走行的分支，直接分布于邻近的盆壁肌，如梨状肌、闭孔内肌和股方肌等；另一类为走行距离较长的分支，分布于臀部、会阴、股后部、小腿和足部的肌群及皮肤（表 3.8）。后一类分支包括：

表 3.8　骶丛的分支与分布

Table 3.8 Sacral plexus

分支 branches	分布 distribution
臀上神经 superior gluteal nerve	臀中肌、臀小肌和阔筋膜张肌 gluteus medius，gluteus minimus，and tensor fasciae latae muscles
臀下神经 inferior gluteal nerve	臀大肌 gluteus maximus muscle
股后皮神经 posterior femoral cutaneous nerve	大腿后部皮肤 skin of the posterior thigh
阴部神经 pudendal nerve	会阴部大部分的皮肤和肌肉 the most of skin and muscles of perineum
坐骨神经 sciatic nerve	腘绳肌 hamstrings
胫神经 tibial nerve	小腿后部的所有肌肉；脚底的所有肌肉；小腿后面和足底的皮肤 all muscles in the posterior compartment of the leg；all intrinsic muscles in the sole of the foot；skin of the posterior leg and sole of the foot
腓总神经 common peroneal nerve	
腓浅神经 superficial peroneal nerve	小腿外侧群的腓骨肌；小腿前外侧和足背大部分的皮肤 the fibular muscles in the lateral compartment of the leg；the skin on the anterolateral aspect of the leg and the greater part of the dorsum of the foot
腓深神经 deep peroneal nerve	小腿前群肌和足背肌肉；第 1、2 趾之间的皮肤 the muscles of the anterior compartment of the leg and the dorsal aspect of the foot；the skin between first toe and second toe

1）**臀上神经**（superior gluteal nerve）（L_4，L_5，S_1）：由骶丛发出后，伴臀上血

管经梨状肌上孔出盆腔至臀部，行于臀中、小肌之间。其主干分为上、下两支，分布于臀中肌、臀小肌和阔筋膜张肌。

2）**臀下神经**（inferior gluteal nerve）（L_5，S_1，S_2）：离开骶丛后，伴随臀下血管经梨状肌下孔出盆腔至臀部，行于臀大肌深面，发支支配臀大肌。

3）**股后皮神经**（posterior femoral cutaneous nerve）（S_1 ~ S_3）：自骶丛发出后，与臀下神经伴行，穿梨状肌下孔出盆腔至臀部，在臀大肌深面下行，达其下缘后浅出至股后区皮肤。该神经分支分布于臀区、股后区和腘窝的皮肤。

4）**阴部神经**（pudendal nerve）（S_2 ~ S_4）：自骶丛发出后，伴阴部血管穿梨状肌下孔至臀部，绕坐骨棘经坐骨小孔进入会阴部的坐骨肛门窝。在阴部管内紧贴坐骨肛门窝外侧壁前行，由后向前经过肛三角和尿生殖三角，沿途分支分布于会阴部的肌群和皮肤，以及外生殖器的皮肤。该神经干在会阴部的主要分支有肛神经（直肠下神经）、会阴神经和阴茎（或阴蒂）背神经。①肛神经，分布于肛门外括约肌和肛门部皮肤。②会阴神经与阴部血管伴行，分布于会阴诸肌以及阴囊或大阴唇的皮肤。③阴茎背神经或阴蒂背神经，走行于阴茎或阴蒂的背侧，分布于阴茎或阴蒂的海绵体及皮肤。

5）**坐骨神经**（sciatic nerve）（L_4，L_5，S_1 ~ S_3）：为全身直径最粗大、行程最长的神经。坐骨神经从骶丛发出后，经梨状肌下孔出盆腔至臀大肌深面，在坐骨结节与大转子连线中点的深面下行到达股后区，走行于股二头肌长头的深面，一般在腘窝上方分为胫神经和腓总神经两大终支。坐骨神经在股后区发肌支支配股二头肌、半腱肌和半膜肌，也有分支至髋关节。

坐骨神经干的体表投影：从坐骨结节与大转子连线的中点，向下至股骨内、外侧髁连线的中点作一直线，此两点间连线的上 2/3 段即为坐骨神经在股后区的投影线。坐骨神经痛时，在此连线按压常出现压痛。

我国坐骨神经以单干形式从梨状肌下孔出盆腔者占 66.3%，为最常见的形式。以其他形式出盆腔者占 33.7%，包括：①以单干穿梨状肌出盆腔；②神经干分为两支，一支穿梨状肌，另一支穿梨状肌下孔出盆腔；③神经干分为两支，一支穿梨状肌上孔，另一支穿梨状肌下孔出盆腔。在 3 种变异形式中，单干穿梨状肌出盆腔者，坐骨神经长年受梨状肌收缩的压迫，神经干的血液供应受到影响，最后出现功能障碍，临床称为“梨状肌综合征”。

（1）胫神经（tibial nerve）（L_4，L_5，S_1 ~ S_3）为坐骨神经本干的延续。在股后区下部，沿中线下行进入腘窝，与位于深面的腘血管相伴下行至小腿后区比目鱼肌深面，继而伴胫后血管下行至内踝后方，在屈肌支持带深面的踝管内分为足底内侧神经和足底外侧神经两终支进入足底区。①足底内侧神经（medial plantar nerve），在䠴展肌深面、趾短屈肌内侧前行，分支分布于足底内侧肌群，足底内侧半皮肤及内侧三个半足趾跖面皮肤。②足底外侧神经（lateral plantar nerve），在䠴展肌和趾短屈肌深面行至足底外侧，分支分布于足底中间群和外侧群肌，以及足底外侧半皮肤和外侧一个半趾跖面皮肤。

胫神经在腘窝和小腿后区发出许多分支：①肌支分布于小腿后群诸肌；②皮支主要为腓肠内侧皮神经，伴小隐静脉下行，沿途分支分布于相应区域的皮肤，并在小腿下部与来自腓总神经的腓肠外侧皮神经吻合为腓肠神经（sural nerve）。腓肠神经经外踝后方至足的外侧缘前行，分布于足背及小趾外侧缘皮肤；③关节支分布于膝关节和踝关节。

胫神经的体表投影：从股骨内、外侧髁连线中点，向下连至内踝后方的下行直线。

胫神经损伤后由于小腿后群肌收缩无力，主要表现为足不能跖屈，不能以足尖站立，内翻力减弱。同时出现足底皮肤感觉障碍。由于小腿后群肌功能障碍，收缩无力，导致小腿前外侧群肌的过度牵拉，使足呈背屈和外翻位，出现“钩状足”畸形。

（2）腓总神经（common peroneal nerve）（L_4，L_5，S_1 ~ S_3）在腘窝近侧端由坐骨神经发出后，沿构成腘窝上外侧界的股二头肌肌腱内侧向外下走行，至小腿上段外侧绕腓骨颈向前穿过腓骨长肌，分为腓浅神经和腓深神经两大终末支。

腓浅神经（superficial peroneal nerve）：分出后在腓骨长肌深面下行，继而行于腓骨长、短肌与趾长伸肌之间，分支分布于腓骨长肌和腓骨短肌。终支在小腿中、下1/3 交界处浅出为皮支，分布于小腿前外侧、足背和第 2 ~ 5 趾背的皮肤。

腓深神经（deep peroneal nerve）：分出后在腓骨与腓骨长肌之间斜向前行，伴胫前血管在胫骨前肌和趾长伸肌之间下行，继而在胫骨前肌与踇长伸肌之间下行，最后经踝关节前方达足背。分支分布于小腿前群肌、足背肌及第 1、2 趾相对缘的皮肤。

腓总神经的分布范围主要包括小腿前、外侧群肌和足背肌以及小腿前外侧、足背和趾背的皮肤。腓总神经也有分支至膝关节前外侧部和胫腓关节。腓总神经发出的腓肠外侧皮神经分布于小腿外侧面皮肤，并与来自胫神经的腓肠内侧皮神经吻合。

腓总神经在腓骨颈处的位置最为表浅，易受损伤。受伤后由于小腿前、外侧群肌功能丧失，表现为足不能背屈，趾不能伸，足下垂且内翻，呈“马蹄内翻足”畸形，行走时呈“跨阈步态”。同时小腿前、外侧面及足背区出现明显的感觉障碍。

一、名词解释

1. 脊神经节（spinal ganglion）
2. 膈神经（phrenic nerve）
3. 颈袢（ansa cervicalis）
4. 腰骶干（lumbosacral trunk）
5. 坐骨神经（sciatic nerve）

二、问答题

1. 脊神经含有哪几种纤维成分？前后根合成神经干后，如何分支？
2. 脊神经前支可形成哪些神经丛？胸神经前支在胸腹壁皮肤的阶段性分布是怎样的？
3. 试述臂和前臂的肌肉（肌群）各由哪些神经支配？
4. 翼状肩、猿掌、爪形手、垂腕、马蹄内翻足、钩状足分别是哪些神经受损的表现？
5. 试述大腿和小腿肌肉（肌群）的神经支配。

第 4 章　脑神经

脑神经（cranial nerves，CN）是与脑相连的周围神经，将脑与外周组织器官中的感受器和效应器联系起来。脑神经共 12 对，按其自上而下与脑相连的顺序，分别用罗马数字表示（表 4.1）。

表 4.1　脑神经进出颅的部位

Table 4.1 Cranial nerves exit from skull

脑神经 cranial nerve	孔 foramen
CN I 嗅神经 olfactory nerve	筛板 cribriform plate
CN II 视神经 optic nerve	视神经管 optic canal
CN III 动眼神经 oculomotor nerve	眶上裂 superior orbital fissure
CN IV 滑车神经 trochlear nerve	眶上裂 superior orbital fissure
CN V 三叉神经 trigeminal nerve	
CN V1 眼神经 ophthalmic nerve	眶上裂 superior orbital fissure
CN V2 上颌神经 maxillary nerve	圆孔 foramen rotundum
CN V3 下颌神经 mandibular nerve	卵圆孔 foramen ovale
CN VI 展神经 abducens nerve	眶上裂 superior orbital fissure
CN VII 面神经 facial nerve	内耳道至面神经管，从茎乳孔出颅 internal acoustic meatus to facial canal；exits at stylomastoid foramen
CN VIII 前庭蜗神经 vestibulocochlear nerve	内耳道 internal acoustic meatus
CN IX 舌咽神经 glossopharyngeal nerve	颈静脉孔 jugular foramen
CN X 迷走神经 vagus nerve	颈静脉孔 jugular foramen
CN XI 副神经 accessory nerve	颈静脉孔 jugular foramen
CN XII 舌下神经 hypoglossal nerve	舌下神经管 hypoglossal canal

（1）连于端脑（telencephalon）的 CN I 嗅神经（olfactory nerve）。

（2）连于间脑（diencephalon）的 CN II 视神经（optic nerve）。

（3）连于中脑（midbrain）的 CN III 动眼神经（oculomotor nerve）、CN IV 滑车神经（trochlear nerve）。

（4）连于脑桥（pons）的 CN V 三叉神经（trigeminal nerve）、CN VI 展神经（abducens nerve）、CN VII 面神经（facial nerve）、CN VIII 前庭蜗神经（vestibulocochlear nerve）。

（5）连于延髓（medulla oblongata）的 CN IX 舌咽神经（glossopharyngeal nerve）、CN X 迷走神经（vagus nerve）、CN XI 副神经（accessory nerve）、CN XII 舌下神经（hypoglossal nerve）。

脑神经的纤维成分较脊神经复杂，含有 7 种纤维成分，主要依据胚胎发生、神经纤维支配及功能等方面的特点而划分（表 4.2）：

（1）一般躯体感觉纤维（general somatic sensory fibers），又称 GSA（general somatic afferent）。分布于皮肤、肌、肌腱和眶内、口腔、鼻腔大部分黏膜。

（2）特殊躯体感觉纤维（special somatic sensory fibers），又称 SSA（special somatic afferent）。分布于外胚层衍化来的特殊感觉器官，即视器和前庭蜗器。

（3）一般内脏感觉纤维（general visceral sensory fibers），又称 GVA（general visceral afferent）。分布于头、颈、胸腔和腹腔的脏器。

（4）特殊内脏感觉纤维（special visceral sensory fibers），又称 SVA（special visceral afferent）。分布于味蕾和嗅器。虽然这些感受器是由外胚层衍化而来，但与进食等内脏活动相关，故将与其联系的神经纤维称为特殊内脏感觉纤维。

（5）一般躯体运动纤维（general somatic motor fibers），又称 GSE（general somatic efferent）。分布于中胚层肌节衍化来的眼球外肌和舌肌。

（6）一般内脏运动纤维（general visceral motor fibers），又称 GVE（general visceral efferent）。分布于平滑肌、心肌和腺体。

（7）特殊内脏运动纤维（special visceral motor fibers），又称 SVE（special visceral efferent）。分布于咀嚼肌、面肌和咽喉肌等。这些肌肉虽然是横纹肌，但是由与消化管前端有密切关系的鳃弓衍化而来，因此将分布于这些肌肉的神经纤维称为特殊内脏运动纤维。

表 4.2 常用的表示脑神经功能成分的字母符号

Table 4.2 The letter symbols commonly used to indicate the functional components of each cranial nerve

字母符号 letter symbols	成分 component	功能 function
GSA	一般躯体传入 general somatic afferent	一般躯体感觉 general somatic sensations
SSA	特殊躯体传入 special somatic afferent	听觉，平衡觉，视觉 hearing，balance，vision
GVA	一般内脏传入 general visceral afferent	内脏感觉 viscera
SVA	特殊内脏传入 special visceral afferent	嗅觉，味觉 smell，taste
GSE	一般躯体传出 general somatic efferent	躯体横纹肌运动 somatic striated muscles
GVE	一般内脏传出 general visceral efferent	腺体和平滑肌（副交感神经支配） glands and smooth muscles（parasympathetic innervation）
SVE	特殊内脏传出 special visceral efferent	鳃弓衍化的横纹肌 branchial arch striated muscles

脑神经虽然总体上有 7 种纤维成分，但就每一对脑神经而言，所包含的纤维成分种类多少不同。脑神经不像脊神经每对都是混合性的，而是有些脑神经仅含感觉纤维，为感觉性神经（sensory nerves），如 CN I、CN II 和 CN VIII 三对脑神经；有些仅含运动纤维，为运动性神经（motor nerves），如 CN III、CN IV、CN VI、CN XI 和 CN XII 五对脑神经；其余的 CN V、CN VII、CN IX 和 CN X 四对脑神经中既含感觉纤维，又含运动纤维，则为混合性神经（mixed nerves）。

内脏运动纤维根据其形态和功能等方面的特点，分为交感和副交感两部分。脊神经所含的内脏运动纤维多属于交感神经，仅第 2 ~ 4 骶神经所含的内脏运动纤维属于副交感神经。而脑神经中的一般内脏运动纤维均属于副交感神经，仅存于 CN III、CN VII、CN IX 和 CN X 四对脑神经中。该四对脑神经中的一般内脏运动纤维（副交感神经纤维）从脑干的相应神经核团发出后，先终止于相应的副交感神经节，在节内交换神经元后，由节后的神经元再发出纤维至该神经所支配的平滑肌、心肌和腺体。因此，含一般内脏运动纤维的脑神经都有相应的副交感神经节。这些副交感神经节有的较大，肉眼可见，位于所支配器官的附近；有的则很小，弥散分布于所支配的器官壁内。

脑神经中的一般躯体感觉纤维以及一般和特殊内脏感觉纤维多为假单极神经元的突起，这些假单极神经元的胞体在脑外聚集成脑神经节，有 CN V 三叉神经节（trigeminal ganglion）、CN VII 膝状神经节（geniculate ganglion）、CN IX 和 CN X 的上、下神经节（superior and inferior ganglia），其性质与脊神经节相同。由双极神经元胞体聚集而成的 CN VIII 前庭神经节（vestibular ganglion）和蜗神经节（cochlear ganglion），均位于耳内，节内神经元的突起组成了脑神经的特殊躯体感觉纤维，其功能分别与传导平衡觉和听觉信息有关。

一、感觉性脑神经

1）CN I **嗅神经**（olfactory nerve）：为感觉性脑神经，由特殊内脏感觉纤维组成。其纤维是位于上鼻甲及其相对的鼻中隔黏膜内的嗅细胞的中枢突，这些纤维聚集成 20 多条嗅丝，构成嗅神经，穿过筛孔进入颅前窝，连于嗅球（olfactory bulb），传导嗅觉。颅前窝骨折累及筛板时，可撕脱嗅神经和脑膜，造成嗅觉障碍或丧失，同时脑脊液可流入鼻腔。鼻炎时，若鼻腔上部黏膜受累，可造成一过性嗅觉迟钝。

2）CN II **视神经**（optic nerve）：为感觉性脑神经，由特殊躯体感觉纤维组成，传导视觉冲动。视网膜节细胞的轴突在视神经盘处聚集，穿过巩膜筛板后延续为视神经。视神经在眶内长 2.5 ~ 3cm，行向后内，穿经视神经管进入颅中窝。颅内段长 1 ~ 1.2cm，向后内走行至垂体上方形成视交叉（optic chiasm）。视交叉向后外两侧延续为左、右视束（optic tract），绕过大脑脚外侧连于丘脑后部的外侧膝状体（lateral geniculate body）。在视交叉处，来自双侧眼球鼻侧半视网膜节细胞的纤维交叉到对侧，进入对侧视束；来自双侧眼球颞侧半视网膜节细胞的纤维不交叉，进入同侧视束。

3）CN VIII **前庭蜗神经**（vestibulocochlear nerve）：又称位听神经，由特殊躯体感觉纤维组成，由传导平衡觉的前庭神经和传导听觉的蜗神经两部分组成。

（1）前庭神经（vestibular nerve）传导平衡觉，其感觉神经元为双极神经元，胞体在内耳道底聚集成前庭神经节（vestibular ganglion）。双极神经元的周围突，穿内耳道底，分布于内耳的椭圆囊斑、球囊斑和壶腹嵴中的毛细胞；中枢突组成前庭神经，经内耳道、内耳门进入颅腔，在脑桥小脑角处，经延髓脑桥沟外侧部入脑干，终止于前庭神经核群（vestibular nuclei）和小脑（cerebellum）的绒球小结叶等。

（2）蜗神经（cochlear nerve）传导听觉，其感觉神经元为双极神经元，胞体在耳蜗的蜗轴内聚集成蜗神经节（cochlear ganglion），又称螺旋神经节（spiral ganglion）。双极神经元的周围突分布于内耳螺旋器的毛细胞；中枢突构成蜗神经，经内耳道、内耳门与前庭神经伴行进入颅腔，于脑桥小脑角处，在延髓脑桥沟外侧部入脑干，终止于蜗神经核（cochlear nuclei），如蜗腹侧核和蜗背侧核。

当颞骨岩部骨折波及内耳道时，可出现前庭蜗神经合并面神经损伤。前庭蜗神经损伤后表现为伤侧耳聋和平衡功能障碍；若只是轻微损伤，因前庭神经核群与网状结构和自主神经系统有密切联系，前庭神经受刺激后可出现眩晕和眼球震颤等症状，常伴有恶心、呕吐。

二、运动性脑神经

1）CN III **动眼神经**（oculomotor nerve）：为运动性脑神经，含有一般躯体运动和一般内脏运动两种纤维。一般躯体运动纤维起自中脑上丘平面的动眼神经核（oculomotor nucleus），一般内脏运动纤维起自中脑的动眼神经副核（accessory oculomotor nucleus），又称E-W核（Edinger-Westphal nucleus）。动眼神经自中脑腹侧脚间窝出脑，紧贴小脑幕切迹边缘和蝶鞍后床突侧面前行，穿经海绵窦外侧壁上部，经眶上裂入眶，分成上、下两支。上支较细小，分布于上睑提肌和上直肌；下支粗大，分布于下直肌、内直肌和下斜肌。

动眼神经中的一般内脏运动纤维（副交感神经纤维）由下斜肌支单独以小支分出，称睫状神经节短根，前行至视神经后段外侧的睫状神经节（ciliary ganglion）交换神经元，其节后纤维进入眼球，分布于睫状肌和瞳孔括约肌，参与视物的调节反射和瞳孔对光反射。

动眼神经损伤，可致上睑提肌、上直肌、内直肌、下直肌和下斜肌瘫痪，出现上睑下垂、瞳孔斜向外下方，及瞳孔扩大，对光反射消失等症状。

2）CN IV **滑车神经**（trochlear nerve）：为运动性脑神经，由一般躯体运动纤维组成，起自中脑下丘平面的滑车神经核（trochlear nucleus），向后交叉至对侧，从中脑背侧下丘下方出脑，根丝极细。滑车神经出脑后，绕大脑脚外侧前行，穿经海绵窦外侧壁向前，经眶上裂入眶。在眶内跨过上直肌和上睑提肌，向前内侧走行，进入并支配上斜肌的运动。滑车神经是唯一一对从脑干背面出脑的脑神经。

3）CN VI **展神经**（abducens nerve）：为一般躯体运动纤维组成的运动性脑神经。起自脑桥被盖部的展神经核（abducens nucleus），纤维向腹侧自延髓脑桥沟中线外侧出脑，前行至颞骨岩部尖端，自后壁穿入海绵窦。在窦内沿颈内动脉外下方前行，经眶上裂穿总腱环入眶，从外直肌后部的内侧面进入，支配外直肌的运动。展神经损伤可引起外直肌瘫痪，产生内斜视。

4）CN XI **副神经**（accessory nerve）：是由特殊内脏运动纤维构成的运动性脑神经，由脑根和脊髓根两部分组成。

脑根（cranial root）起自延髓的疑核（nucleus ambiguus）下部，在橄榄后沟下部迷走神经根丝下方出脑，与副神经的脊髓根同行，一起经颈静脉孔出颅。出颅后，来自疑核的纤维离开副神经脑根，加入迷走神经，分支支配咽喉部肌肉。目前认为组成副神经颅外段的神经纤维来自脊髓根。脊髓根（spinal root）起自脊髓颈段的副神经核（spinal accessory nucleus），自脊神经前、后根之间出脊髓，在椎管内上行，经枕骨大孔入颅腔，再与脑根一起经颈静脉孔出颅，此后与脑根分开，经颈内静脉前外侧行向外下方，在胸锁乳突肌深面向外下走行，于斜方肌前缘进入斜方肌深面，发出数条分支支配胸锁乳突肌和斜方肌。

副神经脊髓根损伤时，胸锁乳突肌瘫痪致头不能向患侧侧屈，面部不能转向对侧；斜方肌瘫痪，患侧肩胛骨下垂。

5）CN XII **舌下神经**（hypoglossal nerve）：为运动性脑神经，由一般躯体运动纤维组成。自延髓的舌下神经核（hypoglossal nucleus）发出，以若干根丝自延髓前外侧沟出脑，向外侧经舌下神经管出颅，继而在颈内动、静脉之间向前下走行，跨越颈内、外动脉达舌骨舌肌浅面，在舌神经和下颌下腺管下方穿颏舌肌入舌内，支配全部舌内肌和大部分舌外肌（腭舌肌由迷走神经支配）。

一侧舌下神经完全损伤时，患侧半舌肌瘫痪，伸舌时舌尖偏向患侧；舌肌瘫痪时间过长时，可造成舌肌萎缩（表 4.3）。

三、混合性脑神经

（一）CN V 三叉神经

三叉神经（trigeminal nerve）为最粗大的混合性脑神经，含一般躯体感觉和特殊内脏运动两种纤维（表 4.4）。

三叉神经主要含有一般躯体感觉神经纤维，其神经元细胞体位于三叉神经节（trigeminal ganglion），又称为半月节（gasserian or semilunar ganglion）。该神经节位

表 4.3 运动性脑神经

Table 4.3 Motor cranial nerves

脑神经 cranial nerve（序号）	脑神经核 cranial nucleus	分布 distribution
动眼神经 oculomotor nerve（CN III）	动眼神经核 oculomotor nucleus	内直肌、下直肌、上直肌、下斜肌和上睑提肌 medial rectus，inferior rectus，superior rectus，inferior oblique，and levator palpebrae superioris muscles
	动眼神经副核 accessory oculomotor nucleus	睫状肌和瞳孔括约肌 ciliary muscle and sphincter of the pupil
滑车神经 trochlear nerve（CN IV）	滑车神经核 trochlear nucleus	上斜肌 superior oblique muscle
展神经 abducens nerve（CN VI）	展神经核 abducens nucleus	外直肌 lateral rectus muscle
副神经 accessory nerve（CN XI）	疑核 nucleus ambiguus	加入迷走神经，支配咽喉部肌肉 vagus nerve to muscles of larynx and pharynx
	脊髓副神经核 spinal accessory nucleus	胸锁乳突肌和斜方肌 sternocleidomastoid muscle and trapezius muscle
舌下神经 hypoglossal nerve（CN XII）	舌下神经核 hypoglossal nucleus	除腭舌肌外的所有舌内肌和舌外肌 all of the intrinsic and extrinsic muscles of the tongue with the exception of the palatoglossus

表 4.4 三叉神经

Table 4.4 Trigeminal nerve

功能组分 functional component	神经核 nucleus	神经节 ganglion	分布 distribution
一般躯体感觉 GSA	三叉神经脑桥核 三叉神经脊束核 principal sensory nucleus of trigeminal nerve, spinal trigeminal nucleus	三叉神经节 trigeminal ganglion	头皮、硬脑膜前 2/3、面部、鼻腔和口腔以及额窦、硬腭的黏膜 scalp，anterior two-thirds of the dura，face，mucous membranes of the nasal and oral cavities and frontal sinus，hard palate
一般本体感觉 GP（general proprioception）	三叉神经中脑核 mesencephalic trigeminal nucleus	—	咀嚼肌 muscles of mastication
特殊内脏运动 SVE	三叉神经运动核 trigeminal motor nucleus	—	咀嚼肌、鼓膜张肌、下颌舌骨和二腹肌前腹 muscles of mastication，tensor tympani，mylohyoid and anterior belly of the digastric

于颅中窝颞骨岩部前面近尖端的三叉神经压迹处，由硬脑膜形成的 Meckel 腔（Meckel's cave）包裹。三叉神经节由感觉性假单极神经元胞体组成，其中枢突构成粗大的三叉神经感觉根，由脑桥基底部与小脑中脚交界处入脑，终止于三叉神经各感觉核，其中传导痛觉、温度觉的纤维主要终止于三叉神经脊束核（spinal trigeminal nucleus）；传导触觉的纤维主要终止于三叉神经脑桥核，或称三叉神经感觉主核（principal sensory nucleus of trigeminal nerve）。其周围突组成三叉神经 3 大分支，即第 1 支眼神经、第 2 支上颌神经、第 3 支下颌神经，分支分布于头面部皮肤，眼及眶内、口腔、鼻腔、鼻旁窦的黏膜，颅前、中窝硬脑膜等，传导痛觉、温度觉、触觉等多种感觉。

三叉神经的特殊内脏运动纤维起自脑桥中段的三叉神经运动核（trigeminal motor nucleus, or motor nucleus of trigeminal nerve），纤维组成三叉神经运动根，位于感觉根内侧，和感觉纤维一起从脑桥基底部与小脑中脚交界处出、入脑。运动根出脑后穿经三叉神经节进入三叉神经的下颌神经中，经卵圆孔出颅，随下颌神经分支分布于咀嚼肌等。运动根内还含有从外周至三叉神经中脑核（mesencephalic trigeminal nucleus, or mesencephalic nucleus of trigeminal nerve）的纤维，主要传导咀嚼肌的本体感觉。

1）CN V1 **眼神经**（ophthalmic nerve）：眼神经仅含一般躯体感觉纤维。自三叉神经节发出后，穿经海绵窦外侧壁，行于动眼神经、滑车神经的下方，经眶上裂入眶，分支分布于眶壁、眼球、泪器、结膜、硬脑膜、部分鼻和鼻窦黏膜、额顶部及上睑和鼻背部的皮肤。眼神经分支如下：

（1）额神经（frontal nerve），是眼神经最上面的分支，较粗大，在眶上壁骨膜与上睑提肌之间前行，分为 2 ~ 3 支。①眶上神经（supraorbital nerve），较大，伴眶上血管向前经眶上孔（切迹）出眶，分布于额和上睑部皮肤。②滑车上神经（supratrochlear nerve），向前内走行，经眶内上壁滑车上方出眶，分布于鼻背及内眦附近皮肤。

（2）泪腺神经（lacrimal nerve），细小，沿眶外侧壁、外直肌上方行向前外至泪腺，分支分布于泪腺，还分出细支穿外眦到达面部，分布于上睑和外眦部的皮肤，传导泪腺及附近区域的感觉。

（3）鼻睫神经（nasociliary nerve），从眼神经发出后，在上直肌和视神经之间向前内走行至眶内侧壁，沿途发出较多分支。①滑车下神经（infratrochlear nerve），为鼻睫神经的较大分支，行于上斜肌下方，在滑车下方出眶，分布于鼻背、眼睑的皮肤及泪囊。②筛前神经、筛后神经（anterior and posterior ethmoidal nerves），分布于筛窦、鼻腔黏膜及颅前窝硬脑膜。③睫状长神经（long ciliary nerve），在眼球后方进入眼球，分布于角膜、虹膜和睫状体等处。④鼻睫神经尚有小支连于睫状神经节，构成该神经节的感觉根。

眼神经在海绵窦外侧壁行程中还发出小脑幕神经，支配小脑幕感觉。

2）CN V2 **上颌神经**（maxillary nerve）：上颌神经与眼神经一样，仅含有一般躯体感觉纤维。自三叉神经节发出后，进入海绵窦外侧壁，沿其下部向前，经圆孔出颅，进入翼腭窝上部，主干继续前行经眶下裂入眶，延续为眶下神经。上颌神经主要分布于上颌牙和牙龈、口腔顶及鼻腔和上颌窦黏膜、部分硬脑膜，及睑裂与口裂之间的皮肤。主要分支如下：

（1）眶下神经（infraorbital nerve），为上颌神经主干的终末支，经眶下裂入眶，紧贴眶下壁向前，经眶下沟、眶下管出眶下孔后分为数支，分布于下睑、鼻翼、上唇的皮肤和黏膜。眶下孔为眶下神经出眶的部位，是临床进行上颌部手术时的麻醉部位。

（2）上牙槽神经（superior alveolar nerves），有上牙槽后、中、前 3 条分支，其中上牙槽后支自翼腭窝内的上颌神经本干发出，向外进入颞下窝，穿上颌骨后面的上颌结节进入上颌窦；上牙槽中、前支分别在眶下沟和眶下管内自眶下神经发出，向下穿上颌骨进入上颌窦。上牙槽神经的 3 条分支在上颌骨骨质内相互吻合形成上牙槽神经丛，再发出分支分布于上颌牙、牙龈及上颌窦黏膜。

（3）颧神经（zygomatic nerve），较细小，在翼腭窝处发出，经眶下裂入眶后分为颧面神经和颧颞神经两终支，穿经眶外侧壁分布于颧、颞部皮肤。

（4）翼腭神经（pterygopalatine nerve），也称神经节支，为 2 ~ 3 条细小神经，由上颌神经在翼腭窝处发出，向下连于翼腭神经节（副交感神经节），穿过神经节后分布于腭、鼻腔的黏膜及腭扁桃体，传导这些区域的感觉。

此外，上颌神经出颅前还发出硬脑膜支，分布于颅中窝的硬脑膜和小脑幕等处。

3）CN V3 **下颌神经**（mandibular nerve）：下颌神经是三叉神经 3 大分支中最粗大的一支，既含有一般躯体感觉纤维，又含有特殊内脏运动纤维，为混合性神经。自卵圆孔出颅后，在翼外肌深面分为前、后两干：①前干细小，发出肌支分布于咀嚼肌、鼓膜张肌和腭帆张肌，还发出感觉支颊神经。②后干粗大：感觉支分布于硬脑膜、下颌牙及牙龈、舌前 2/3 及口腔底的黏膜、耳颞区和口裂以下的皮肤；肌支支配下颌舌骨肌和二腹肌前腹。下颌神经主要分支如下：

（1）耳颞神经（auriculotemporal nerve），以两神经根起自下颌神经后干，两根夹持脑膜中动脉，向后合成一支，经下颌颈内侧转向上行，与颞浅血管伴行穿过腮腺，经耳屏前向上分布于颞区皮肤。

（2）颊神经（buccal nerve），自下颌神经前干发出后，沿颊肌外面行向前下，分布于颊部皮肤及口腔侧壁黏膜。

（3）舌神经（lingual nerve），自下颌神经后干发出后，紧贴下颌支内侧下降，沿舌骨舌肌外侧向前，越过下颌下腺上内方，向前内走行到达口腔黏膜深面，分布于口腔底及舌前 2/3 黏膜，传导一般感觉。

（4）下牙槽神经（inferior alveolar nerve），为混合性神经，是下颌神经后干中较粗大的一支，在舌神经后方，沿翼内肌外侧下行，经下颌孔入下颌管，在管内分支组成下牙槽神经丛，再发出分支分布于下颌牙及牙龈。其终支自下颌骨颏孔穿出，称颏神经（mental nerve），分布于颏部及下唇的皮肤和黏膜。

下牙槽神经中的特殊内脏运动纤维常独立成干，组成下颌舌骨肌神经（mylohyoid nerve），在下颌支内侧行向前下，至口腔底部，支配下颌舌骨肌及二腹肌前腹。

（5）咀嚼肌神经（nerves for muscles of mastication），属运动性神经，含特殊内脏运动纤维，起自下颌神经前干起始部，分支有咬肌神经、颞深神经、翼内肌神经、翼外肌神经，分别支配同名咀嚼肌。

三叉神经的 3 大分支在头、面部皮肤的分布，以眼裂和口裂为界，可分为眼裂以上的眼神经分布区，眼裂与口裂之间的上颌神经分布区，以及口裂以下的下颌神经分布区。

一侧三叉神经损伤时，出现同侧头、面部皮肤及眼、口腔和鼻腔黏膜一般感觉丧失；角膜反射消失；一侧咀嚼肌瘫痪，张口时下颌偏向患侧。

（二）CN VII 面神经

面神经（facial nerve）由两个根组成，较大的运动根，在脑桥小脑三角处，从延髓脑桥沟外侧部出脑；较小的混合根，也称中间神经（intermediate nerve），自运动根的外侧出脑。两根进入内耳门后合成一干，与前庭蜗神经伴行，穿内耳道底进入与鼓室相邻的面神经管，先水平走行，继而垂直下行，经茎乳孔出颅，进入颞下窝，然后向前穿过腮腺浅、深部之间到达面部，分布于面部表情肌。面神经干在面神经管转折处，有膨大的膝神经节（geniculate ganglion），由感觉神经元胞体组成。

面神经为混合性脑神经，含有 5 种纤维成分（表 4.5）：①特殊内脏运动纤维是面神经中含量最多的纤维种类，起于脑桥被盖部的面神经核（facial nucleus, or facial motor nucleus），主要支配表情肌的运动。②一般内脏运动纤维起于脑桥的上泌涎核（superior salivatory nucleus），属副交感神经节前纤维，在翼腭神经节和下颌下神经节换元后，节后纤维分布于泪腺、下颌下腺、舌下腺及鼻腔和腭部的黏膜腺，控制其分泌。③特殊内脏感觉纤维，即味觉纤维，其神经元胞体位于颞骨岩部面神经管转折处的膝神经节（geniculate ganglion），周围突分布于舌前 2/3 黏膜的味蕾，中枢突终止于脑干内的孤束核（solitary nucleus）上部。④一般躯体感觉纤维，其胞体亦位于膝神经节内，传导耳部小片皮肤的浅感觉和表情肌的本体感觉至脑干的三叉神经感觉核。⑤一般内脏感觉纤维，传导软腭及附近腭壁的感觉，中枢突终止于孤束核下部。

面神经在走行途中发出较多分支，分支的发出部位主要集中在面神经管内和腮腺实质内，分别称为面神经管内的分支和颅外的分支。

1）**面神经管内的分支：**面神经在面神经管内，先向前外侧走行较短距离，然后急转向后，经过鼓室内侧壁前庭窗后上方到达鼓室后壁，此段称为面神经的水平部。在此段的转折处有膝神经节存在，岩大神经即由此发出。在鼓室后壁处，面神经转折向下，最后经茎乳孔至面部，此段几呈垂直位下降，故称为面神经的垂直部。镫骨肌神经在垂直部的上段发出，鼓索在垂直部的中、下段交界处，距茎乳孔上方约 6mm 处发出。

表 4.5 面神经

Table 4.5 Facial nerve

功能组分 functional component	神经核 nucleus	神经节 ganglion	分布 distribution
特殊内脏运动 SVE	面神经核 facial (motor) nucleus	—	面部表情肌、茎突舌骨肌、二腹肌后腹、镫骨肌 muscles of facial expression, stylohyoid, posterior belly of digastric, stapedius
一般内脏运动（副交感） GVE（parasynpathetic）	上泌涎核 superior salivatory nucleus	翼腭神经节（副交感） pterygopalatine ganglion（parasynpathetic）	泪腺、鼻腔和腭部的腺体 lacrimal gland, glands of the nasal cavity and palate
		下颌下神经节（副交感） submandibular ganglion（parasynpathetic）	下颌下腺和舌下腺 submandibular and sublingual glands
特殊内脏感觉 SVA	孤束核 solitary nucleus	膝神经节 geniculate ganglion	舌前 2/3 的味蕾 taste buds of anterior two-third of tongue
一般内脏感觉 GVA	孤束核 solitary nucleus	膝神经节 geniculate ganglion	鼻腔和软腭 nasal cavity, and soft palate
一般躯体感觉 GSA	三叉神经脊束核 spinal trigeminal nucleus	膝神经节 geniculate ganglion	外耳道和耳后区域 external auditory meatus and area posterior to ear

（1）岩大神经（greater petrosal nerve），也称岩浅大神经。含一般内脏运动纤维，于膝神经节处发出，经颞骨岩部前面的岩大神经裂孔（面神经管裂孔）穿出前行，后经破裂孔出颅中窝至颅底，与来自颈内动脉交感神经丛的岩深神经（deep petrosal nerve）合成翼管神经（nerve of the pterygoid canal），继续前行穿翼管至翼腭窝，进入翼腭神经节（pterygopalatine ganglion），在节内交换神经元，节后纤维随神经节的一些分支及三叉神经的分支到达泪腺、腭部及鼻腔黏膜的腺体，支配腺体的分泌。其中分布至泪腺的节后纤维，先经三叉神经的上颌神经的分支颧神经，再经颧神经与眼神经的泪腺神经之间的交通支进入泪腺。

（2）镫骨肌神经（stapedial nerve），支配鼓室内的镫骨肌。

（3）鼓索（chorda tympani），在面神经距茎乳孔前约 6mm 处发出，进入鼓室，沿鼓膜内侧前行，横过锤骨柄的上端达鼓室前壁，穿岩鼓裂出鼓室至颞下窝，向前下并入三叉神经的舌神经中，并随其分支分布。鼓索含两种纤维：①特殊内脏感觉纤维即味觉纤维，随舌神经分布于舌前 2/3 的味蕾，传导味觉冲动；②一般内脏运动纤维即副交感神经纤维，进入舌神经下方的下颌下神经节（submandibular ganglion），换元后节后纤维分布于下颌下腺和舌下腺，控制腺体的分泌。

2）**面神经的颅外分支**：面神经主干经茎乳孔出颅后即发出数条小分支，支配附近的颅顶肌的枕腹、耳周围肌、二腹肌后腹和茎突舌骨肌。面神经主干前行进入腮腺实质，在腮腺内浅、深两部之间分支构成腮腺内丛，再发出分支呈辐射状从腮腺的上缘和前缘穿出，分布于面部诸表情肌。具体分支如下。

（1）颞支（temporal branches），自腮腺上缘发出，常为 2 ~ 3 支，支配颅顶肌的额腹和眼轮匝肌等。

（2）颧支（zygomatic branches），自腮腺前缘的上部发出，常为 3 ~ 4 支，支配眼轮匝肌及颧肌。

（3）颊支（buccal branches），在腮腺前缘腮腺导管的上、下方发出，常为 3 ~ 4 支，向前分布于颊肌、口轮匝肌及其他口周围肌。

（4）下颌缘支（marginal mandibular branch），从腮腺前缘的下部发出，沿下颌骨下缘前行，分布于下唇诸肌。

（5）颈支（cervical branch），在腮腺前缘的下部近下颌角处发出，下行于颈阔肌深面，支配该肌。

3）**面神经的损伤**：因损伤部位不同，面神经损伤表现出不同的症状。

（1）面神经管外损伤，最常发生在茎突孔的水平，称为贝尔麻痹（Bell's palsy）。患侧所有面部表情肌瘫痪，但面部的腺体和味觉功能正常。主要表现：额纹消失；眼轮匝肌瘫痪使闭眼困难、角膜反射消失；鼻唇沟变平坦；颊肌麻痹，不能鼓腮，食物在脸颊和牙龈之间积聚；患侧的嘴角下垂，说话时唾液从口角流出等。

（2）面神经管内损伤，伤及面神经管段的分支，除上述面肌瘫痪症状外，还出现听觉过敏、舌前 2/3 味觉障碍、泪腺和唾液腺的分泌障碍等症状。①在发出鼓索与镫骨肌神经之间的部位病变：以上所有表现（面部表情肌瘫痪），加上舌前 2/3 的味觉丧失和唾液分泌减少。②病变靠近镫骨神经离开处：以上所有表现（①的表现）加上听觉过敏（对声音的敏感性增加）。③内耳道部位病变，损伤整个神经：以上所有表现（②的表现）加上泪液分泌障碍。

（三）CN IX 舌咽神经

舌咽神经（glossopharyngeal nerve）的根丝连于延髓后外侧沟（橄榄后沟）上部，纤维向前外与迷走神经、副神经一起穿颈静脉孔前部出颅，在孔内神经干上有膨大的上神经节（superior ganglion），出孔时形成稍大的下神经节（inferior ganglion）。舌咽神经出颅后先在颈内动、静脉之间下行，继而越过颈内动脉外侧向前，经舌骨舌肌内侧达舌根。

舌咽神经为混合性脑神经，含有 5 种纤维成分（表 4.6）：①一般内脏运动纤维，属副交感神经节前纤维，起于下泌涎核（inferior salivatory nucleus），在耳神经节内交换神经元后，节后纤维支配腮腺分泌。②特殊内脏运动纤维，起于疑核（nucleus ambiguus），支配茎突咽肌。③一般内脏感觉纤维，其神经元胞体位于颈静脉孔处的舌咽神经的下神经节内，周围突分布于舌后 1/3 部、咽、咽鼓管和鼓室等处黏膜，以及颈动脉窦和颈动脉小球（或称颈动脉体）；中枢突终于孤束核（solitary nucleus）下部，传导一般内脏感觉。④特殊内脏感觉纤维，其神经元胞体亦位于舌咽神经的下神经节内，其周围突分布于舌后 1/3 部的味蕾；中枢突终止于孤束核上部。⑤一般躯体感觉纤维，很少，其神经元胞体位于舌咽神经的上神经节内，周围突分布于耳后皮肤；中枢突入脑干后止于三叉神经脊束核（spinal trigeminal nucleus）。

表 4.6 舌咽神经

Table 4.6 Glossopharyngeal nerve

功能组分 functional component	神经核 nucleus	神经节 ganglion	分布 distribution
特殊内脏运动 SVE	疑核 nucleus ambiguus	—	茎突咽肌 stylopharyngeus muscle
一般内脏运动(副交感) GVE(parasynpathetic)	下泌涎核 inferior salivatory nucleus	耳神经节（副交感） otic ganglion (parasynpathetic)	腮腺 parotid gland
特殊内脏感觉 SVA	孤束核 solitary nucleus	舌咽下神经节 inferior ganglion of glossopharyngeal nerve	舌后 1/3 及邻近咽壁的味蕾 taste buds of posterior one-third of tongue and adjacent pharyngeal wall
一般内脏感觉 GVA	孤束核 solitary nucleus	舌咽下神经节 inferior ganglion of glossopharyngeal nerve	舌后 1/3、扁桃体、咽上部、中耳的黏膜，颈动脉窦和颈动脉体（小球） mucous membranes of posterior one-third of tongue，tonsil，upper pharynx，middle ear，carotid sinus and carotid body
一般躯体感觉 GSA	三叉神经脊束核 spinal trigeminal nucleus	舌咽上神经节 superior ganglion of glossopharyngeal nerve	外耳和外耳道 external ear and external auditory

舌咽神经的主要分支如下。

1）**舌支**（lingual branches）：舌咽神经的终支，在三叉神经舌神经的上方，经舌骨舌肌深面走行，分布于舌后 1/3 部的黏膜和味蕾，传导一般内脏感觉和味觉。

2）**咽支**（pharyngeal branches）：3 ~ 4 条细支，走行较短距离后即分布于咽壁。在咽后壁、侧壁内，舌咽神经咽支与迷走神经和交感神经的咽支交织成丛，再发出分支分布于咽肌及咽黏膜，传导咽部黏膜的感觉信息，参与咽部的反射活动。

3）**颈动脉窦支**（carotid sinus branches）：1 ~ 2 支，在颈静脉孔下方发出，沿颈

内动脉下降，分布于颈动脉窦和颈动脉小球，分别感受血压和血液中二氧化碳浓度的变化，反射性地调节血压和呼吸。

4）**鼓室神经**（tympanic nerve）：发自舌咽神经的下神经节，经颅底外面颈静脉孔前方的鼓室小管下口进入鼓室。在鼓室内侧壁黏膜内，舌咽神经的所有副交感神经节前纤维，与鼓室内的感觉纤维，加上来自颈上神经节的交感节后纤维、来自面神经的细支，共同形成鼓室丛（tympanic plexus）。再发出数条小分支分布于鼓室、乳突小房和咽鼓管黏膜，传导一般内脏感觉。鼓室神经的终支为岩小神经（lesser petrosal nerve），内含来自下泌涎核的副交感神经节前纤维，经鼓室小管上口于颞骨岩部前面出鼓室，向前内走行，经卵圆孔出颅中窝，到达耳神经节（otic ganglion）交换神经元，其节后纤维随三叉神经的下颌神经的耳颞神经，分布于腮腺，支配其分泌。

舌咽神经还发出扁桃体支和茎突咽肌支等。

一侧舌咽神经损伤表现为同侧舌后 1/3 部味觉消失，舌根及咽峡区痛温觉消失，同侧咽肌收缩无力。

（四）CN X 迷走神经

迷走神经（vagus nerve）为混合性脑神经，是行程最长、分布最广的脑神经。以多条神经根丝连于延髓橄榄后沟的中部，在舌咽神经稍后方经颈静脉孔出颅。颈静脉孔内，迷走神经干上有两处膨大，分别为迷走神经上、下神经节。出颅后，迷走神经在颈部的颈动脉鞘内，颈内静脉与颈内动脉或颈总动脉之间的后方，下行至颈根部，经胸廓上口进入胸腔。左、右迷走神经在胸腔内的行程略有不同。

左迷走神经在左颈总动脉与左锁骨下动脉之间下行，越过主动脉弓的左前方，经左肺根的后方下行至食管前面，发出许多细支，参与构成左肺丛和食管前丛。在食管下段，神经丛逐渐集中延续为迷走神经前干，随食管穿膈的食管裂孔进入腹腔，分布于胃前壁、肝和胆囊等。

右迷走神经经右锁骨下动、静脉之间，沿气管右侧下行，经右肺根后方到达食管后面，分支参与形成右肺丛和食管后丛，神经丛在食管下段后面集中形成迷走神经后干，下行穿膈的食管裂孔进入腹腔，分布于胃后壁。其终支腹腔支与交感神经等共同构成腹腔丛，分支分布于腹腔内诸多脏器。

迷走神经含有 5 种纤维成分（表 4.7）：①一般内脏运动纤维，属于副交感节前纤维，起自延髓的迷走神经背核（dorsal nucleus of vagus nerve），随迷走神经分支分布，在器官旁或器官壁内的副交感神经节交换神经元，节后纤维支配颈部、胸腔所有内脏器官和腹腔大部分内脏器官的平滑肌、心肌的活动和腺体的分泌。②特殊内脏运动纤维，起于延髓的疑核（nucleus ambiguus），支配咽喉部肌肉。③一般内脏感觉纤维，其神经元胞体位于颈静脉孔下方的迷走神经下神经节（inferior ganglion），又称结状神经节（nodoes ganglion），中枢突终于孤束核（solitary nucleus），周围突随迷走神经的一般内脏运动纤维分支分布于颈部和胸、腹腔的脏器，传导一般内脏感觉冲动。④特殊内脏感觉纤维，其神经元胞体位于迷走神经的下神经节内，其周围突分布于会厌部的味蕾；中枢突终止于孤束核上部。⑤一般躯体感觉纤维，其神经元胞体位于迷走神经的上神经节（superior ganglion），又称颈静脉神经节（jugular ganglion），中枢突入脑干后止于三叉神经脊束核（spinal trigeminal nucleus），周围突随迷走神经分支分布于硬脑膜、耳廓后面及外耳道皮肤，传导一般躯体感觉。

表 4.7 迷走神经

Table 4.7 Vagus nerve

功能组分 functional component	神经核 nucleus	神经节 ganglion	分布 distribution
一般内脏运动(副交感) GVE(parasynpathetic)	迷走神经背核 dorsal nucleus of vagus nerve	终末神经节（胸腹腔黏膜下和肌间自主神经丛） terminal ganglion(thoracic and abdominal submucosal and myenteric autonomic plexuses)	颈部和胸腹腔内脏（从咽部到结肠脾曲的消化道） viscera of the neck and thoracic and abdominal cavities(alimentary tract from pharynx to splenic flexure of colon)
特殊内脏运动 SVE	疑核 nucleus ambiguus	—	咽喉部肌肉 muscles of larynx and pharynx
特殊内脏感觉 SVA	孤束核 solitary nucleus	下（结状）神经节 inferior (nodose) ganglion	会厌区的味蕾 taste buds in epiglottic region
一般内脏感觉 GVA	孤束核 solitary nucleus	下（结状）神经节 inferior (nodose) ganglion	咽、喉、食管、气管和胸腹腔内脏（至横结肠）的黏膜 mucous membranes of pharynx，larynx，esophagus，trachea，and thoracic and abdominal viscera(to the transverse colon)
一般躯体感觉 GSA	三叉神经脊束核 spinal trigeminal nucleus	上（颈静脉）神经节 superior (jugular) ganglion	脑膜后部、外耳和外耳道 posterior part of meninges，external ear，and external auditory meatus

1. 颈部的分支

1）**脑膜支**（meningeal branches）：发自迷走神经上神经节，分布于颅后窝的硬脑膜，传导一般躯体感觉冲动。

2）**耳支**（auricular branch）：自迷走神经上神经节发出，含一般躯体感觉纤维，向后走行分布于耳廓后面及外耳道的皮肤。

3）**咽支**（pharyngeal branches）：起于下神经节，含一般内脏感觉和特殊内脏运动纤维，与舌咽神经和颈部交感神经的咽支共同构成咽丛，分布于咽缩肌、软腭的肌肉及咽部黏膜。

4）**颈动脉支**（carotid branch）：感觉纤维来自颈动脉窦的压力感受器和颈动脉小球的化学感受器。

5）**主动脉支**（aortic branch）：感觉纤维来自主动脉弓中的压力感受器和主动脉小球的化学感受器。

6）**喉上神经**（superior laryngeal nerve）：自迷走神经的下神经节处发出，在颈内动脉内侧下行，在舌骨大角平面分成内、外支。外支细小，为含特殊内脏运动纤维的运动支，伴甲状腺上动脉下行，支配环甲肌；内支为感觉支，伴喉上动脉穿甲状舌骨膜入喉腔，分布于舌根、咽、会厌及声门裂以上的喉黏膜，传导一般内脏感觉及味觉。

7）**喉返神经**（recurrent laryngeal nerve）：左、右喉返神经的起始和行程有所不同。右喉返神经由右迷走神经干在右锁骨下动脉前方发出，向下后方勾绕右锁骨下动脉上行，返回颈部。左喉返神经起始点稍低，由左迷走神经干跨越主动脉弓左前方时发出，向下后方勾绕主动脉弓上行，返回颈部。

在颈部，左、右喉返神经均走行于气管食管间沟内，至甲状腺侧叶深面、环甲关节后方入喉，终支称喉下神经（inferior laryngeal nerve），分支分布于喉。其中特殊内脏运动纤维支配除环甲肌以外的所有喉肌；一般内脏感觉纤维分布于声门裂以下的喉黏膜。喉返神经在行程中还发出心支、气管支和食管支，分别参加心丛、肺丛和食管丛的构成。

喉返神经入喉前，与从外向内横行的甲状腺下动脉及其分支相交叉。在甲状腺外科手术中，钳夹或结扎甲状腺下动脉时，应避免损伤喉返神经。一侧喉返神经受损可导致声音嘶哑；若两侧喉返神经同时受损，可引起失音、呼吸困难，甚至窒息。

2. 胸腹部的分支

喉返神经下方的所有迷走神经分支均含有副交感神经节前纤维和内脏感觉纤维，分布于胸腔和腹部内脏器官，包括前肠和中肠衍生物。迷走神经前干在胃贲门前方附近分为胃前支和肝支；迷走神经后干在胃贲门后方附近分为胃后支和腹腔支。

1）**支气管支**（bronchial branches）**和食管支**（esophageal branches）：左、右迷走神经在胸部发出的若干小支，与交感神经的分支共同构成肺丛和食管丛，再发出细支分布于气管、支气管、肺和食管等。主要含一般内脏感觉纤维和一般内脏运动纤维，传导相应脏器和胸膜的感觉，以及支配器官平滑肌的活动及腺体的分泌。

2）**心支**（cardiac branches）：在喉和气管两侧下行进入胸腔，与颈交感神经节发出的颈心神经交织构成心丛。心丛分支至心脏，调节心脏活动。

3）**胃前支**（anterior gastric branches）：在胃贲门附近自迷走神经前干发出后，沿胃小弯向右走行，沿途发出贲门支和3～4条胃前壁支分布于胃前壁，其终支以“鸦爪”形分支分布于幽门部前壁。

4）**肝支**（hepatic branches）：由迷走神经前干在贲门附近分出，向右行进入小网膜两层之间，与交感神经分支一起构成肝丛，再发出细支随肝固有动脉分支分布于肝、胆囊等处。

5）**胃后支**（posterior gastric branches）：由迷走神经后干在贲门附近发出，沿胃小弯的后面行向幽门，沿途发出胃底支和3～4条胃后壁支分布于胃后壁。终支以“鸦爪”形分支分布于幽门部后壁。

6）**腹腔支**（celiac branches）：为迷走神经后干的终支，向右行至腹腔干附近，与交感神经分支一起构成腹腔丛。腹腔丛发出分支随腹腔干、肠系膜上动脉及肾动脉等血管分支分布于肝、胆囊、胰、脾、肾以及结肠左曲以上的肠管。

迷走神经行程长，分支多，分布广泛，是副交感神经系统中最重要的组成部分。迷走神经主干损伤后，内脏功能活动受到影响，表现为脉速、心悸、恶心、呕吐、呼吸深慢，甚至窒息；由于咽、喉部黏膜感觉障碍和喉肌瘫痪，患者可出现声音嘶哑、发音和吞咽困难等症状；由于一侧腭肌瘫痪松弛，腭垂可偏向一侧。

小知识

选择性迷走神经切断术（selective vagotomy surgery）

1948年由Franksson和Jackson把选择性迷走神经切断术用于临床。在迷走神经前干的肝支以下切断胃前支，在迷走神经后干的腹腔支以下切断胃后支，保留肝支及腹腔支，只切断支配整个胃的迷走神经，故又称为全胃迷走神经切断术。与迷走神经干切断术相比，这种手术缩小了迷走神经切除范围，保留了除胃以外的迷走神经支配，对腹腔其他脏器功能的影响较小。

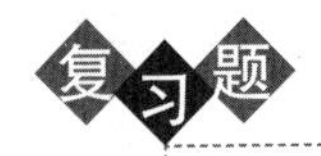

一、名词解释

1. 三叉神经节（trigeminal ganglion）
2. 鼓索（chorda tympani）
3. 喉返神经（recurrent laryngeal nerve）

二、问答题

1. 混合性脑神经有哪些？结合其纤维成分，功能有哪些？
2. 试述舌的神经支配，并说明各类纤维的性质及起止核团。
3. 试述面神经管内和管外受损后的临床表现。

第 5 章　内脏神经系统

内脏神经系统（visceral nervous system）是神经系统的组成部分，主要分布于内脏、心血管、平滑肌和腺体。按照分布部位的不同，分为中枢部和周围部。内脏神经和躯体神经一样，按照纤维的性质，可分为感觉和运动两种纤维成分。①内脏运动神经（visceral motor nerve）调节内脏、心血管的运动和腺体的分泌，通常不受人的意志控制，是不随意的，故称为自主神经系统（autonomic nervous system）。根据形态、功能和药理学的特点，内脏运动神经可分为交感神经（sympathetic nerve）和副交感神经（parasympathetic nerve）两部分。②内脏感觉神经（visceral sensory nerve）初级感觉神经元胞体，同躯体感觉神经，也位于脑神经节或脊神经节内。周围突分布于内脏和心血管等处的内感受器，中枢突将信息传递到各级中枢，也可到达大脑皮质。内脏感觉神经传递的信息经中枢整合后，通过内脏运动神经调节这些器官的活动，维持机体内、外环境的动态平衡，在机体正常生活活动中发挥重要作用。

一、内脏运动神经

内脏运动神经又称自主神经系统（autonomic nervous system，ANS），特点：①控制和调节平滑肌、心肌和腺体。②由双重神经支配构成：交感和副交感神经系统。③由两极神经元链组成：节前神经元的胞体在脑干或脊髓中；节后神经元的胞体位于中枢神经系统之外的神经节。

内脏运动神经与躯体运动神经在结构和功能上有较大差别（表 5.1）。

1）**支配的器官不同：**躯体运动神经支配骨骼肌，一般受意志的控制；内脏运动神经支配平滑肌、心肌和腺体，在一定程度上不受意志的控制。

2）**神经元数目不同：**躯体运动神经自低级中枢至骨骼肌只有一个神经元。而内脏运动神经从低级中枢到达所支配的器官需经过两个神经元（肾上腺髓质例外，只需一个神经元）。第一个神经元称节前神经元（preganglionic neuron），胞体位于脑干或脊髓内，其轴突称节前纤维（preganglionic fiber）。第二个神经元称节后神经元（postganglionic neuron），胞体位于周围部的内脏运动神经节内，其轴突称节后纤维（postganglionic fiber）。节后神经元的数目较多，一个节前神经元可以和多个节后神经元形成突触。

表 5.1　躯体神经系统和内脏运动神经系统的比较
Table 5.1 Comparison of the somatic and autonomic nervous systems

神经系统 nervous system	支配 innervation	组成 components	神经元 neurons	纤维粗细 fiber thickness	神经递质 neurotransmitters	反应 response
躯体运动神经系统 somatic motor system	支配骨骼肌的随意运动 innervates the voluntary skeletal muscles	脑神经和脊神经 cranial nerves and spinal nerves	一级传出神经元 one efferent neuron	粗的有髓神经纤维 thick myelinated nerve fibers	乙酰胆碱 acetylcholine	兴奋性 excitatory
内脏运动神经系统（自主神经系统） visceral motor system（autonomic nervous system）	支配平滑肌、心肌和腺体的不随意活动 innervates involuntary smooth muscles，cardiac muscles，and glands	交感和副交感神经系统 sympathetic and parasympathetic nervous system	两级传出神经元 two efferent neurons	细的有髓神经纤维（节前纤维）和无髓神经纤维（节后纤维） thin myelinated（preganglionic）and unmyelinated（postganglionic）nerve fibers	乙酰胆碱或去甲肾上腺素 acetylcholine or norepinephrine	兴奋性或抑制性 excitatory or inhibitory

3）**纤维成分不同：**躯体运动神经只有一种纤维成分；内脏运动神经则有交感和副交感两种纤维成分。多数内脏器官同时接受交感和副交感神经的双重支配。

4）**纤维粗细不同：**躯体运动神经纤维一般是比较粗的有髓纤维；内脏运动神经纤维则是有髓（节前纤维）或无髓（节后纤维）的细纤维。

5）**节后纤维分布形式不同：**躯体运动神经以神经干的形式分布；内脏运动神经节后纤维常攀附脏器或血管形成神经丛，再分支至效应器。

内脏运动神经的效应器，一般是指平滑肌、心肌和外分泌腺。内分泌腺如肾上腺髓质、甲状腺和松果体等，也受内脏运动神经支配。内脏运动神经节后纤维的终末与效应器的连接，缺少像躯体运动神经那样单独的末梢装置，而是常以纤细神经丛的形式分布于肌纤维和腺细胞的周围，突触末梢释放出来的递质可能是以扩散方式作用于邻近的多个肌纤维和腺细胞。

（一）交感神经

交感神经（sympathetic nerve）主要调节机体应激状态，为行动做好准备，例如战斗或逃跑。其低级中枢位于脊髓胸 1 到腰 3（T_1 ～ L_3）节段的灰质侧角的中间外侧核，由此发出交感神经节前纤维。交感神经的周围部包括交感干、交感神经节，以及由交感神经节发出的分支和交感神经丛等。根据交感神经节所在位置不同，可分为椎旁神经节和椎前神经节（表 5.2）。

表 5.2　交感神经系统

Table 5.2 Sympathetic nervous system

节前神经元 preganglionic neurons	节后神经元 postganglionic neurons	靶器官 target organs
胸 1 到腰 2 脊髓节段灰质侧角 lateral gray horns of spinal segments T_1 ~ L_2	椎旁神经节，交感干神经节（成对） paravertebral ganglia，sympathetic trunk ganglia（paired）	胸腔、头部、体壁和四肢的内脏效应器（节后纤维支配） visceral effectors in thoracic cavity，head，body wall，and limbs（innervation by postganglionic fibers）
	椎前神经节（不成对） prevertebral ganglia，collateral ganglia（unpaired）	腹盆腔的内脏效应器（节后纤维支配） visceral effectors in abdominopelvic cavity（innervation by postganglionic fibers）
	肾上腺髓质（成对） suprarenal medullae（paired）	全身器官和系统（通过释放激素至循环系统） organs and systems throughout body（through release of hormones into the circulation）

1. 椎旁神经节

椎旁神经节（paravertebral ganglia）即交感干神经节（ganglia of sympathetic trunk），位于脊柱两旁，借节间支（interganglionic branches）连成左右两条交感干（sympathetic trunk），因呈链状，又称交感链（sympathetic chain）。两条交感干沿脊柱两侧走行，上自颅底，下至尾骨，于尾骨的前面两干合并。交感干全长可分颈、胸、腰、骶、尾 5 部。每侧有 19 ~ 24 个交感干神经节，其中颈部有 3 ~ 4 个、胸部 10 ~ 12 个、腰部 3 ~ 4 个、骶部 2 ~ 3 个、尾部两侧合成 1 个奇神经节（ganglion impar）。交感干神经节由多极神经元组成，大小不等，发出交感神经节后纤维。颈下神经节（inferior cervical ganglion）位于第 7 颈椎横突根部的前方，在椎动脉的始部后方，常与第 1 胸神经节合并成颈胸神经节（cervicothoracic ganglion），又称星状神经节（stellate ganglion）。

2. 椎前神经节

椎前神经节（prevertebral ganglia）呈不规则的节状团块，位于脊柱前方，腹主动脉脏支的根部，故称椎前神经节。椎前神经节包括腹腔神经节（celiac ganglion），肠系膜上神经节（superior mesenteric ganglion），肠系膜下神经节（inferior mesenteric ganglion），主动脉肾神经节（aorticorenal ganglion）等。椎前神经节发出交感神经节后纤维。

3. 交通支

交通支（communicating branch）每个交感干神经节与相应的脊神经之间都有交通支相连，分白交通支和灰交通支两种。

1）**白交通支**（white ramus communicans）：主要由有髓鞘的节前纤维组成，呈白色。节前神经元的细胞体仅存在于脊髓 T_0 ~ L_3 节段的脊髓灰质侧角，白交通支也只存在于 T_1 ~ L_3 各脊神经的前支与相应的交感干神经节之间。

2）**灰交通支**（gray ramus communicans）：连于交感干与 31 对脊神经前支之间，由交感干神经节细胞发出的节后纤维组成，多无髓鞘，色灰暗。

4. 交感神经节前纤维去向

交感神经节前纤维由脊髓中间外侧核发出，经脊神经前根、脊神经、白交通支进入交感干内，有 3 种去向。

（1）终止于相应的交感干神经节，并交换神经元。

（2）在交感干内上行或下行后，终于上方或下方的交感干神经节。一般认为来自脊髓上胸段（T_1 ~ T_6）中间外侧核的节前纤维，在交感干内上升至颈部，在颈部交感干神经节换元；来自中胸段（T_6 ~ T_{10}）的交感神经节前纤维在交感干内上升或下降，至相应的胸部交感干神经节换元；下胸段和腰段（T_{11} ~ L_3）的交感神经节前纤维在交感干内下降，在腰骶部交感干神经节换元。

（3）穿过交感干神经节，至椎前神经节交换神经元。

内脏神经（splanchnic nerve）由有髓鞘的节前纤维构成。

（1）内脏大神经（greater splanchnic nerve），由穿过第 5 或第 6 ~ 9 胸交感干神经节的节前纤维组成，向前下方走行合成一干，沿椎体前面斜下走行，穿过膈脚，主要终止于腹腔神经节，或穿过腹腔神经节，至肾上腺髓质，与嗜铬细胞形成突触。

（2）内脏小神经（lesser splanchnic nerve），由穿过第 10 ~ 11 胸交感干神经节的节前纤维组成，下行穿过膈脚，主要终止于肠系膜上神经节和主动脉肾神经节。

由腹腔神经节、肠系膜上神经节、主动脉肾神经节等发出的节后纤维，分布至肝、脾、肾等实质性脏器和结肠左曲以上的消化管。

（3）内脏最小神经（least splanchnic nerves），由穿过第 12 胸交感干神经节的节前纤维组成，与交感干伴行，穿过膈入腹腔，加入肾神经丛。

（4）腰内脏神经（lumbar splanchnic nerves），由穿过腰神经节的节前纤维组成，终止于肠系膜下神经节，交换神经元后节后纤维分布至结肠左曲以下的消化道及盆腔脏器，并有纤维伴随血管分布至下肢。

（5）骶内脏神经（sacral splanchnic nerves），加入腹下神经丛。

5. 交感神经节后纤维去向

交感神经节后纤维也有 3 种去向。

（1）发自交感干神经节的节后纤维经灰交通支返回脊神经，随脊神经分布至头颈部、躯干和四肢的血管、汗腺和竖毛肌等。31 对脊神经与交感干之间都有灰交通支联系，脊神经的分支一般都含有交感神经节后纤维。

（2）攀附动脉走行，在动脉外膜形成相应的神经丛（如颈内、外动脉丛、腹腔丛、肠系膜上丛等），并随动脉分布到所支配的器官。

（3）由交感神经节直接分布到所支配的脏器。

6. 交感神经的分布

交感神经的低级中枢，即节前神经元，位于脊髓 T_1 ~ L_3 节段的灰质侧角的中间外侧核。神经节，即节后神经元，位于椎旁神经节或椎前神经节。交感神经的分布概括如下。

（1）成对的椎旁神经节，即交感干神经节，节后纤维支配胸腔脏器、头部、体壁和四肢。

（2）不成对的椎前神经节，节后纤维支配腹、盆腔脏器。

（3）肾上腺髓质，分泌激素，作用于全身的器官系统。

（二）副交感神经

副交感神经（parasympathetic nerve）具有调节身体静息状态下的功能，一定程度上的恢复与储备，如休息和消化。

低级中枢位于脑干的一般内脏运动核和脊髓的骶 2 ~ 4（S_2 ~ S_4）节段灰质的骶副交感核（表 5.3），这些核团为节前神经元胞体所在，发出的纤维即节前纤维。周围部的副交感神经节，位于所支配器官的周围或器官的壁内，称器官旁节或器官内节，节内的细胞即为节后神经元。

位于颅部的副交感神经节较大，肉眼可见，有睫状神经节、下颌下神经节、翼腭神经节和耳神经节等。颅部副交感神经节前纤维在这些神经节内交换神经元，然后发出节后纤维随相应脑神经到达所支配的器官。神经节内有交感神经和感觉神经纤维通过，但不交换神经元，分别称为交感根和感觉根。位于身体其他部位很小的副交感神经节，在显微镜下才能看到，例如位于心丛、肺丛、膀胱丛和子宫阴道丛内的神经节，以及位于支气管和消化管壁内的神经节等。

1. 颅部副交感神经

颅部副交感神经其节前纤维走行于第 CN Ⅲ、CN Ⅶ、CN Ⅸ、CN Ⅹ对脑神经内，概括介绍如下。

（1）随 CN Ⅲ 动眼神经（oculomotor nerve）走行的副交感神经节前纤维，由中脑的动眼神经副核（accessory oculomotor nucleus，Edinger-Westphal nucleus）发出，进入眶腔后，到达睫状神经节交换神经元，发出节后纤维进入眼球，分布于瞳孔括约肌和睫状肌。

睫状神经节（ciliary ganglion），为扁平的椭圆形副交感神经节，位于视神经与外直肌之间，体积约 2mm × 2mm × 1mm。睫状神经节有副交感、交感、感觉 3 种根：①副交感根（parasympathetic root），即睫状神经节短根，来自动眼神经中的一般内脏运动纤维经此根进入睫状神经节，交换神经元。神经节内的节后神经元发出节后纤维加入睫状短神经进入眼球。②交感根（sympathetic root），来自颈内动脉表面的交感神

表 5.3　副交感神经系统

Table 5.3　Parasympathetic nervous system

节前神经元 preganglionic neurons	节后神经元 postganglionic neurons	靶器官 target organs
脑干中的神经核 nuclei in brainstem		
动眼神经副核（动眼神经） accessory oculomotor (Edinger-Westphal) nucleus （CN III oculomotor nerve）	睫状神经节 ciliary ganglion	瞳孔括约肌和睫状肌 sphincter of the pupil and ciliary muscle
上泌涎核（面神经） superior salivatory nucleus （CN VII facial nerve）	翼腭神经节 pterygopalatine ganglion	泪腺、鼻、硬腭和软腭的黏液腺 lacrimal gland，mucous glands of nose，hard and soft palates
	下颌下神经节 submandibular ganglion	下颌下腺和舌下腺 submandibular and sublingual glands
下泌涎核（舌咽神经） inferior salivatory nucleus (CN IX glossopharyngeal nerve)	耳神经节 otic ganglion	腮腺 parotid gland
迷走神经背核（迷走神经） dorsal nucleus of vagus nerve （CN X vavagus nerve）	终末神经节 terminal ganglion	颈部、胸腔和大部分腹腔的内脏器官 visceral organs of neck，thoracic cavity，and most of abdominal cavity
骶髓 2 ~ 4 节段的神经核 nuclei in spinal cord segments S_2 ~ S_4		
骶副交感核（盆腔内脏神经） sacral parasympathetic nucleus （pelvic splanchnic nerves）	终末神经节 terminal ganglion	腹盆腔下部的内脏器官 visceral organs in inferior portion of abdominopelvic cavity

经丛，穿过睫状神经节直接加入睫状短神经，进入眼球后支配瞳孔开大肌和眼球内血管。③感觉根（sensory root），来自三叉神经第 1 支眼神经的鼻睫神经，穿过睫状神经节随睫状短神经进入眼球，传导眼球的一般感觉。

睫状短神经（short ciliary nerve）一般 6 ~ 10 支，自睫状神经节发出，在眼球后极视神经周围进入眼球。睫状神经节及其附近的神经根，也是眼科经常进行阻滞麻醉的部位。

（2）随 CN VII 面神经（facial nerve）走行的副交感神经节前纤维，自脑桥的上泌涎核（superior salivatory nucleus）发出，一部分节前纤维经岩大神经（greater petrosal nerve）至翼腭窝内的翼腭神经节交换神经元，节后纤维分布于泪腺、鼻腔、口腔以及腭黏膜的腺体。另一部分节前纤维经鼓索（chorda tympani），加入舌神经，至下颌下神经节换神经元，节后纤维分布于下颌下腺和舌下腺。

翼腭神经节（pterygopalatine ganglion），也称蝶腭神经节，位于翼腭窝上部，上颌神经主干的下方，有 3 个神经根：①副交感根，来自岩大神经的副交感神经节前纤维，在节内交换神经元。②交感根，来自颈内动脉交感丛的岩深神经。③感觉根，来自上颌神经的翼腭神经。翼腭神经节发出分支分布于泪腺、腭和鼻的黏膜，传导黏膜的一般感觉和控制腺体的分泌。

下颌下神经节（submandibular ganglion），位于舌神经与下颌下腺之间，也有3个根：①副交感根，来自面神经的鼓索，伴舌神经到达此节，在节内交换神经元。②交感根，来自面动脉交感丛的分支。③感觉根，来自舌神经的感觉纤维。下颌下神经节发出分支分布于下颌下腺和舌下腺，传导一般感觉和控制腺体分泌。

（3）随CN IX舌咽神经（glossopharyngeal nerve）走行的副交感节前纤维，由延髓的下泌涎核（inferior salivatory nucleus）发出，随鼓室神经加入鼓室丛，发出岩小神经（lesser petrosal nerve）至卵圆孔下方的耳神经节交换神经元，节后纤维经耳颞神经分布于腮腺。

耳神经节（otic ganglion），位于卵圆孔下方，下颌神经干的内侧，有4个根：①副交感根，来自岩小神经的副交感神经节前纤维，在节内交换神经元后，节后纤维随耳颞神经至腮腺，支配腺体分泌。②交感根，来自脑膜中动脉的交感神经丛的分支。③运动根，来自下颌神经，分布于鼓膜张肌和腭帆张肌。④感觉根，来自耳颞神经，分布于腮腺，传导腮腺一般感觉。

（4）随CN X迷走神经（vagus nerve）走行的副交感节前纤维，由延髓的迷走神经背核（dorsal nucleus of vagus nerve）发出，随迷走神经的分支到达胸、腹腔脏器附近或壁内的副交感神经节交换神经元，节后纤维分布于胸、腹腔脏器（降结肠、乙状结肠和盆腔脏器等除外）。

2. 骶部副交感神经

骶部副交感神经节前纤维由脊髓 S_2 ~ S_4 节段的骶副交感核（sacral parasympathetic nucleus）发出，随骶神经走行，从骶神经分出组成盆内脏神经（pelvic splanchnic nerves）加入盆丛，部分纤维随盆丛分支分布到盆腔脏器，部分纤维自盆丛经上腹下丛和肠系膜下丛分布到降结肠和乙状结肠，在脏器附近或脏器壁内的副交感神经节交换神经元，节后纤维支配结肠左曲以下的消化管和盆腔脏器。

3. 副交感神经的分布

副交感神经的低级中枢，即节前神经元，位于脑干的一般内脏运动核和脊髓 S_2 ~ S_4 节段灰质的骶副交感核。副交感神经节，即节后神经元，在器官旁节或器官内节。副交感神经系统的分布没有交感神经系统广，仅分布于头部、躯干的内脏器官和勃起组织。除生殖器外，它不到达体壁或四肢。

（三）交感神经与副交感神经的主要区别

交感神经和副交感神经都是内脏运动神经，常共同支配一个器官，形成对内脏器官的双重神经支配。但在神经来源、形态结构、分布范围和功能上，两者又有明显的区别（表5.4）。

1）**低级中枢的部位不同**：交感神经低级中枢位于脊髓胸腰段灰质的中间外侧核；副交感神经的低级中枢位于脑干一般内脏运动核和脊髓骶段的骶副交感核。

表 5.4 交感神经和副交感神经的比较

Table 5.4 Comparison of the sympathetic and parasympathetic divisions

自主神经系统 autonomic nervous system	交感神经 sympathetic division	副交感神经 parasympathetic division
节前神经元 preganglionic neurons	位于胸 1 到腰 2 脊髓节段灰质侧角 in lateral gray horns of spinal segments T_1 ~ L_2	位于脑干(第CN III、CN VII、CN IX、CN X 对脑神经）和骶髓 2 ~ 4 节段 in brainstem（CN III，CN VII，CN IX，and CN X）and in spinal cord segments S_2 ~ S_4
节前纤维 preganglionic fibers	有髓鞘 myelinated	有髓鞘 myelinated
节前纤维释放的神经递质 neurotransmitter released by preganglionic fibers	乙酰胆碱 acetylcholine（ACh）	乙酰胆碱 acetylcholine（ACh）
节后神经元(神经节神经元） postganglionic neurons（ganglionic neurons）	位于脊髓附近，椎旁节（交感干神经节）和椎前节 near spinal cord. paravertebral（sympathetic trunks），prevertebral	位于靶器官内或附近 in or near target organs
节后纤维 postganglionic fibers	长，无髓鞘 long，nonmyelinated	短，无髓鞘 short，nonmyelinated
特性 characteristic activity	由于节后纤维数目多及肾上腺髓质释放肾上腺素和去甲肾上腺素而作用范围广泛 widespread due to many postganglionic fibers and liberation of epinephrine and norepinephrine from suprarenal medulla	节后纤 0 维数目较少，作用范围局限 discrete action with few postganglionic fibers
节后纤维释放的神经递质 neurotransmitter released by postganglionic fibers	主要是去甲肾上腺素（NE），少数（如汗腺）乙酰胆碱 norepinephrine（NE）at most ending and acetylcholine at few ending（sweat glands）	所有节后纤维释放乙酰胆碱 acetylcholine at all ending
功能 function	“战斗或逃跑”反应，为紧急情况做准备 “fight or flight” response，prepares body for emergency	“休息和恢复”反应，保存和恢复能量 “rest and repose” response，conserves and restores energy

2）**周围部神经节的位置不同：**交感神经节位于脊柱两旁（椎旁神经节）和脊柱前方（椎前神经节）；副交感神经节位于所支配的器官附近（器官旁节），或位于器官壁内（器官内节）。因此副交感神经节前纤维比交感神经长，而其节后纤维则较短。

3）**节前神经元与节后神经元的比例不同：**一个交感节前神经元的轴突可与多个节

后神经元形成突触，而一个副交感节前神经元的轴突则与较少的节后神经元形成突触。

4）**分布范围不同：**交感神经在周围的分布范围较广，除头颈部、胸、腹、盆腔脏器外，遍布全身血管、腺体、竖毛肌等。副交感神经的分布则不如交感神经广泛，一般认为大部分血管、汗腺、竖毛肌、肾上腺髓质均无副交感神经支配。

5）**神经递质不同：**交感与副交感神经节前纤维释放的神经递质均为乙酰胆碱（acetylcholine，ACh）。大多数副交感神经节后纤维释放的神经递质也为乙酰胆碱，少数释放肽类或嘌呤类递质。大部分交感神经节后纤维释放的神经递质是去甲肾上腺素（norepinephrine，NE，or noradrenaline，NA），少部分交感神经节后纤维（如支配汗腺的交感纤维和骨骼肌血管的交感舒血管纤维）释放的神经递质为乙酰胆碱。

6）**对同一器官所起的作用不同：**交感与副交感神经对同一器官的作用既互相拮抗又互相统一。例如，当机体运动时，交感神经兴奋性增强，副交感神经兴奋减弱（相对抑制），出现心跳加快、血压升高、支气管扩张、瞳孔扩大、消化活动受抑制等现象。此时机体的代谢加强，能量消耗加快，以适应环境的剧烈变化。而当机体处于安静或睡眠状态时，副交感神经兴奋加强，交感神经相对抑制，因而出现心跳减慢、血压下降、支气管收缩、瞳孔缩小、消化活动增强等现象，这有利于体力的恢复和能量的储存。在交感和副交感神经互相拮抗、相互统一的协调作用下，机体得以更好地适应环境的变化，才能在复杂多变的环境中生存。交感和副交感神经的活动，是在脑的较高级中枢，特别是在下丘脑和大脑边缘叶的调控下进行的。

二、内脏感觉神经

（一）内脏感觉神经分布的特点

人体各内脏器官除有交感和副交感神经支配外，也有内脏感觉神经（visceral sensory nerve）分布。内感受器接受来自内脏的刺激，将其转变为神经冲动，并传递至中枢，中枢可直接通过内脏运动神经或间接通过体液调节各内脏器官的活动。

同躯体感觉神经一样，内脏感觉神经元的胞体也位于脑神经节或脊神经节内，也是假单极神经元，其周围突是粗细不等的有髓或无髓纤维。①传导内脏感觉的脑神经节包括膝神经节、舌咽神经下神经节、迷走神经下神经节。神经节细胞的周围突，随面、舌咽、迷走神经分布于内脏器官；中枢突随面、舌咽、迷走神经进入脑干，终止于孤束核（solitary nucleus）。②脊神经节细胞的周围突，随同交感神经和骶副交感神经分布于内脏器官，中枢突参与组成脊神经后根进入脊髓，终于灰质后角。

在中枢内，内脏感觉纤维一方面直接或间接经中间神经元与内脏运动神经元相联系，以完成内脏 - 内脏反射；或与躯体运动神经元联系，形成内脏 - 躯体反射。另一方面则可经过较复杂的传导途径，如脊髓丘脑通路、脊髓网状通路，将冲动传导到丘脑（thalamus），再到大脑皮质，例如岛叶（insula）的内脏感觉皮质，形成内脏感觉。

内脏器官控制中枢在下丘脑（hypothalamus）和延髓（medulla oblongata）。

内脏感觉神经在形态结构上虽与躯体感觉神经大致相同，但仍有某些不同之处。

1）**痛阈较高：**内脏感觉纤维多为细纤维，故痛阈较高。一般强度的刺激不引起主观感觉，但脏器活动较强烈时，则可产生内脏感觉，例如，胃的饥饿收缩、直肠和膀胱的充盈等均可引起感觉。这些感觉的传入纤维，一般认为多与副交感神经伴行进入脊髓或脑干。在病理条件下或极强烈刺激下，则可产生痛觉。例如，内脏器官过度膨胀受到牵张、平滑肌痉挛以及缺血和代谢产物积聚等，皆可刺激神经末梢产生内脏痛。一般认为，传导内脏痛觉的纤维多与交感神经伴行进入脊髓。

2）**弥散的内脏痛：**内脏感觉的传入途径比较分散，即一个脏器的感觉纤维经过多个节段的脊神经进入中枢，而一条脊神经又包含来自几个脏器的感觉纤维。因此，内脏痛往往是弥散的，定位不准确。内脏痛觉纤维除与交感神经伴行外，也有盆腔部分脏器的痛觉冲动通过副交感神经性质的盆内脏神经到达脊髓。此外，气管和食管的痛觉纤维可能经迷走神经，与副交感纤维伴行，进入脑干；也可能经脊神经，与交感纤维伴行，进入脊髓。内脏感觉的传入是多路径的。

（二）牵涉性痛

当某些内脏器官发生病变时，常在体表一定区域产生感觉过敏或痛觉，这种现象称为牵涉性痛（referred pain）。临床上将内脏病变时体表发生感觉过敏、骨骼肌反射性僵硬、血管运动障碍、汗腺分泌障碍等的部位称为海德带（Head zones），该带有助于内脏疾病的定位诊断。牵涉性痛有时发生在患病内脏邻近的部位，有时发生在较远的部位。例如，心绞痛时，常在胸前区及左臂内侧感到疼痛；肝胆疾患时，常在右肩部感到疼痛等。

牵涉性痛的发生机制：通常认为，发生牵涉性痛的体表部位与病变的内脏器官往往受同一节段脊神经支配。体表部位和病变器官的感觉神经进入同一脊髓节段，并在灰质后角内密切联系。因此，从患病内脏传来的冲动可以扩散或影响到邻近的躯体感觉神经元，从而产生牵涉性痛。

近年来神经解剖学研究表明，脊神经节内神经元的一个周围突，可分叉，一个分支至体表部位，另一分支到达内脏器官。认为这是牵涉痛机制的形态学基础。

三、内脏神经丛

交感神经、副交感神经和内脏感觉神经在到达所支配的脏器的行程中，常互相交织共同构成内脏神经丛（plexus of visceral nerve），或称自主神经丛。这些神经丛主要攀附于头、颈部和胸、腹腔内动脉的周围，或分布于脏器附近和器官内。除颈内动脉丛、颈外动脉丛、锁骨下动脉丛和椎动脉丛等没有副交感神经外，其余的内脏神经丛均由交感和副交感神经组成，在这些神经丛内也有内脏感觉纤维。由这些神经丛发出分支，分布到胸、腹及盆腔的内脏器官。

1）**心丛**（cardiac plexus）：由两侧交感干的颈上、中、下神经节和第 1 ~ 4 或第 5 胸神经节发出的心支、迷走神经的心支共同组成。心丛又分为心浅丛和心深丛，浅丛位于主动脉弓下方右肺动脉前方，深丛位于主动脉弓和气管杈之间。心丛内有副交感神经节，心神经节，来自迷走神经的副交感节前纤维在此交换神经元。心丛的分支组成心房丛和左、右冠状动脉丛，随动脉分支分布于心肌。

2）**肺丛**（pulmonary plexus）：位于肺根的前、后方，与心丛互相连续。丛内有小的副交感神经节，为迷走神经节后神经元。肺丛由迷走神经的支气管支和交感干的第 2 ~ 5 胸神经节的分支组成，也有心丛的分支加入。肺丛的分支随支气管和肺血管的分支入肺。

3）**腹腔丛**（celiac plexus）：是最大的内脏神经丛，位于腹腔干和肠系膜上动脉根部周围。丛内主要含有腹腔神经节、肠系膜上神经节、主动脉肾神经节等。腹腔丛由来自两侧胸交感干的内脏大、小神经，迷走神经后干的腹腔支，以及腰上部交感神经节的分支共同构成。来自内脏大、小神经的交感节前纤维在丛内交感神经节交换神经元；来自迷走神经的副交感节前纤维则到所分布的器官附近（器官旁节）或器官壁内（器官内节）交换神经元。腹腔丛的分支伴动脉的分支分布，可分为肝丛、胃丛、脾丛、肾丛，以及肠系膜上丛等许多副丛，分别沿同名血管分支到达各脏器。

4）**腹主动脉丛**（abdominal aortic plexus）：位于腹主动脉前面及两侧，是腹腔丛在腹主动脉表面向下的延续，接受第 1 ~ 2 腰神经节的分支。腹主动脉丛分出肠系膜下丛，沿同名动脉分支分布于结肠左曲至直肠上段的肠管。腹主动脉丛的一部分纤维下行进入盆腔，加入腹下丛；另一部分纤维组成髂总动脉丛和髂外动脉丛，随同名动脉分布于下肢血管、汗腺、竖毛肌。

5）**腹下丛**（hypogastric plexus）：分为上腹下丛和下腹下丛。

（1）上腹下丛（superior hypogastric plexus），位于第 5 腰椎体前面，腹主动脉末端及两髂总动脉之间，是腹主动脉丛向下的延续。接受下位两腰神经节发出的腰内脏神经，在肠系膜下神经节交换神经元。分支分布于输尿管、精索，及结肠左曲以下的消化管。

（2）下腹下丛（inferior hypogastric plexus），即盆丛（pelvic plexus），由上腹下丛延续到直肠两侧，并接受骶部交感干的节后纤维和第 2 ~ 4 骶神经的副交感节前纤维。盆丛伴随髂内动脉的分支组成直肠丛、精索丛、输尿管丛、膀胱丛、前列腺丛、子宫阴道丛等，并随动脉分支分布于盆腔各脏器。

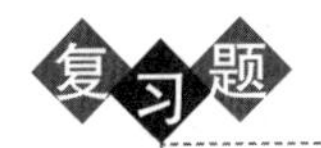

一、名词解释

1. 交感干（sympathetic trunk）
2. 白交通支（white ramus communicans）
3. 灰交通支（gray ramus communicans）
4. 内脏大神经（greater splanchnic nerve）
5. 内脏小神经（lesser splanchnic nerve）
6. 牵涉性痛（referred pain）

二、问答题

1. 含有副交感成分的脑神经有哪些？与哪些神经节相连，其功能（副交感的）是什么？
2. 试述眼的神经支配，并说明各类纤维的性质及起止核团。
3. 交感神经与副交感神经的区别有哪些？

第 6 章　脑脊膜和脑脊液

一、脊髓的被膜

脊髓的被膜自外向内为硬脊膜、脊髓蛛网膜和软脊膜（表 6.1）。

表 6.1　脊髓的被膜

Table 6.1 Meninges of the spinal cord

脑脊膜 meninges	特征 characteristics	特殊结构 specialized structures
硬脊膜 spinal dura mater	被膜的最外层 outer layer of meninges	—
	由致密的结缔组织组成 consists of dense connective tissue	
脊髓蛛网膜 spinal arachnoid mater	位于硬膜和软膜之间 located between the dura mater and the pia mater	—
	柔软、无血管的结缔组织 delicate，avascular connective tissue member	
	通过蛛网膜小梁与软脑膜相连 connected to the pia matter by arachnoid trabeculae	
软脊膜 spinal pia mater	柔软、富含血管的结缔组织层 delicate，highly vascular layer of connective tissue	终丝 filum terminale
	紧贴脊髓表面 closely covers the surface of the spinal cord	齿状韧带 denticulate ligaments

（一）硬脊膜

硬脊膜（spinal dura mater）位于椎管内，包裹脊髓，是脊髓被膜的最外层，由致密结缔组织构成，厚而坚韧。上端附于枕骨大孔边缘，与硬脑膜相延续；下部在第 2 骶椎水平逐渐聚拢，包裹马尾；末端附于尾骨。硬脊膜向两侧包绕脊神经根和脊神经，与脊神经的外膜相延续。

硬脊膜与椎管内骨膜和韧带之间的间隙称为硬膜外腔（隙）（epidural space），容积约为 100ml，略呈负压，内含疏松结缔组织、脂肪、淋巴管和静脉丛，有脊神经根通过。临床上进行硬膜外麻醉，将药物注入此间隙，阻滞脊神经根内的神经传导。在硬脊膜与脊髓蛛网膜之间有潜在的硬膜下腔（隙）（subdural space），内含浆液，向上与颅内硬膜下腔相通。

（二）脊髓蛛网膜

脊髓蛛网膜（spinal arachnoid mater）位于硬脊膜与软脊膜之间，为半透明、柔软、无血管的结缔组织膜，通过蛛网膜小梁与软脊膜连接，向上与脑蛛网膜相延续。

脊髓蛛网膜与软脊膜之间有较宽阔的间隙称为蛛网膜下腔（隙）（subarachnoid space），向上与脑蛛网膜下腔相通，向下至第 2 骶椎水平，其内充满脑脊液。

蛛网膜下腔的下部，自脊髓下端至第 2 骶椎扩大为终池（terminal cistern），或称腰大池（lumbar cistern），内有马尾。临床上常在第 3、4 或第 4、5 腰椎间进行腰椎穿刺，抽取脑脊液或注入药物，不会伤及脊髓。

（三）软脊膜

软脊膜（spinal pia mater）薄而富含血管的结缔组织膜，紧贴脊髓表面，进入脊髓的沟裂中，向上经枕骨大孔与软脑膜相延续，向下在脊髓圆锥下端移行为终丝（filum terminale）。终丝从脊髓圆锥延伸到硬脊膜囊的末端，再从硬脊膜囊延伸至尾骨，延续为尾骨韧带。

软脊膜在脊髓两侧，脊神经前、后根之间形成齿状韧带（denticulate ligament），21 对齿状韧带尖端附于脊髓蛛网膜和硬脊膜上。

脊髓借齿状韧带和脊神经根固定于椎管内，并浸泡于脑脊液中，以及硬膜外腔内的脂肪组织和椎内静脉丛的弹性垫作用，使脊髓不易受外界震荡的损伤。齿状韧带还可作为椎管内手术的标志。

二、脑的被膜

脑的被膜自外向内依次为硬脑膜、脑蛛网膜和软脑膜（表 6.2）。

（一）硬脑膜

硬脑膜（cranial dura mater）分为外部的骨膜层（periosteal layer），或称骨内膜层（endosteal layer）和内部的脑膜层（meningeal layer）两层。①骨膜层兼具颅骨内骨膜的作用，在颅骨的孔裂处与颅骨外骨膜相延续，不与硬脊膜延续。②脑膜层是覆盖脑的致密而坚韧的纤维组织层，与硬脊膜延续。向内折叠形成 4 个硬脑膜隔（dural septa），分隔脑的不同部位。

表 6.2 脑的被膜

Table 6.2 Meninges of the brain

脑脊膜 meninges		特征 characteristics	特殊结构 specialized structures
硬脑膜 cranial dura mater	骨膜（骨内膜）层 periosteal（endosteal）layer	覆盖颅骨内表面 covering inner surface of the skull bones 通过颅骨孔的边缘与颅骨外侧的骨膜连续，不与脊髓的硬脑膜连续 continuous with the periosteum on the outside of the skull around the margins of all of the foramina of the skull. does not continuous with the dura mater of the spinal cord	硬脑膜窦（在硬脑膜的骨膜层和脑膜层之间） dural venous sinuses（between the periosteal and meningeal layers of the dura）
	脑膜层（硬脑膜固有层） meningeal layer（dura mater proper）	覆盖脑的致密、坚固的纤维层 dense，strong，fibrous layer covering the brain 与脊髓周围的硬膜相连续 continuous with the dura mater surrounding the spinal cord	硬脑膜隔 dura septa（septum of dura mater）
脑蛛网膜 cranial arachnoid mater		位于硬膜和软膜之间 located between the dura mater and the pia mater 精细的、蜘蛛网状的、无血管的膜 fine，spider web-like，nonvascular membrane	蛛网膜颗粒 / 绒毛 arachnoid granulations/villi
软脑膜 cranial pia mater		紧密地包裹脑的、精细的、富含血管的结缔组织层 delicate，vascular layer which closely invests the brain	—

硬脑膜主要由颈内动脉的分支脑膜中动脉等供给营养。

硬脑膜与颅盖骨连接疏松，易于分离，当硬脑膜血管损伤出血时，可在硬脑膜与颅盖骨之间形成硬膜外血肿。硬脑膜在颅底处与颅骨结合紧密。颅底骨折时，易将硬脑膜与脑蛛网膜同时撕裂，使脑脊液外漏。如颅前窝骨折时，脑脊液可流入鼻腔，形成脑脊液鼻漏。

脑硬膜外腔（隙）为潜在的腔隙，内有脑膜动脉和静脉。脑硬膜下腔（隙）有桥静脉通过。桥静脉连接大脑表面浅静脉与硬脑膜窦。

1. 硬脑膜隔

1）**大脑镰**（cerebral falx）：是硬脑膜内层在大脑半球纵裂内垂直向下的折叠，呈镰刀形，伸入两侧大脑半球之间，后端连于小脑幕的上面，下缘游离于胼胝体上方。

2）**小脑幕**（tentorium of cerebellum）：形似幕帐，伸入大脑与小脑之间。后外侧缘附着于枕骨横窦沟和颞骨岩部上缘，前内缘游离形成小脑幕切迹（tentorial incisure）。切迹与鞍背之间形成一个环形孔，称为小脑幕裂孔（tentorial hiatus），有中脑通过。小脑幕将颅腔不完全地分隔成上、下两部分。当上部颅脑病变引起颅内压增高时，位于小脑幕切迹上方的海马旁回和钩可能被挤入小脑幕切迹，形成小脑幕切迹疝，压迫中脑的大脑脚和动眼神经。

3）**小脑镰**（cerebellar falx）：连于小脑幕后部的下方，自小脑幕下面正中伸入两侧小脑半球之间。

4）**鞍膈**（diaphragma sellae）：位于蝶鞍上方，鞍结节与鞍背上缘之间，封闭垂体窝，中央有一小孔，为垂体柄通过。

2. 硬脑膜窦

在硬脑膜隔附着处，硬脑膜两层分开，内面衬以内皮细胞，形成硬脑膜窦（dural sinus）。窦内含静脉血，主要收集来自大脑、颅骨、眼眶和内耳的血液。脑的血液均经过硬脑膜窦进入颈内静脉。窦壁无平滑肌，不能收缩，故损伤时不易止血，形成颅内血肿。

1）**上矢状窦**（superior sagittal sinus）：位于大脑镰的上缘，前方起自盲孔，向后汇入窦汇（confluence of sinuses）。窦汇由上矢状窦与直窦在枕内隆凸处汇合而成。

2）**下矢状窦**（inferior sagittal sinus）：位于大脑镰的下缘，其走向与上矢状窦一致，向后汇入直窦。

3）**直窦**（straight sinus）：位于大脑镰与小脑幕连接处，由大脑大静脉和下矢状窦汇合而成，向后汇入窦汇。

4）**横窦**（transverse sinus）：成对，位于小脑幕后外侧缘附着处的枕骨横窦沟内，连于窦汇与乙状窦之间。

5）**乙状窦**（sigmoid sinus）：成对，位于乙状窦沟内，是横窦的延续。乙状窦向前内在颈静脉孔处出颅，续为颈内静脉。

6）**海绵窦**（cavernous sinus）：位于蝶鞍两侧，为硬脑膜两层间的不规则腔隙，形似海绵。两侧海绵窦借海绵间窦（intercavernous sinus）相连。海绵窦内有颈内动脉和展神经通过；窦的外侧壁内，自上而下有动眼神经、滑车神经、眼神经（三叉神经第 1 支）和上颌神经（三叉神经第 2 支）通过。

海绵窦与周围的静脉有广泛交通：①向前通过眼静脉与面静脉交通。②向下经卵圆孔的小静脉与翼静脉丛相交通。③向后外经基底丛与椎内静脉丛相交通。这些交通部位均无静脉瓣。故这些部位的感染可蔓延至海绵窦，引起海绵窦炎和血栓的形成，进而累及经过海绵窦的神经，出现相应的症状。海绵窦向后与椎内静脉丛交通，进而与腔静脉系交通。因此，腹、盆部的感染或癌细胞可经此途径进入颅内。

7）**岩上窦**（superior petrosal sinus）**和岩下窦**（inferior petrosal sinus）：分别位于颞骨岩部的上缘和后缘，将海绵窦的血液分别引入横窦和颈内静脉。

硬脑膜窦还经导静脉与颅外静脉相交通，故头皮感染也可能蔓延至颅内。

（二）脑蛛网膜

脑蛛网膜（cranial arachnoid mater）位于硬脑膜的脑膜层与软脑膜之间，薄而透明，缺乏血管和神经，与脊髓蛛网膜相延续。

蛛网膜靠近硬脑膜窦处，特别是在上矢状窦处，形成许多绒毛状突起，突入硬脑膜窦内，称为蛛网膜绒毛（arachnoid villi），蛛网膜绒毛的聚集体称为蛛网膜颗粒（arachnoid granulations）。脑脊液经这些蛛网膜颗粒渗入硬脑膜窦内，回流入静脉。

蛛网膜下腔在某些部位扩大，称为蛛网膜下池（subarachnoid cisrterns），包括位于视交叉前方的视交叉池(chiasmatic cistern),中脑大脑脚之间的脚间池(interpeduncular cistern)，脑桥腹侧的脑桥池(pontine cistern)，上、下丘背侧的四叠体池(quadrigeminal cistern)，小脑与延髓之间的小脑延髓池（cerebellomedullary cistern）等。

（三）软脑膜

软脑膜（cranial pia mater）薄而富含血管，覆盖于脑的表面并深入沟裂内。

小知识

脑外伤

1）**硬膜外血肿**（epidural hematomas）：多由脑膜动脉受损伤造成。最容易受损的动脉是脑膜中动脉的前部。头部侧面翼点（pterion），即额骨、顶骨、颞骨和蝶骨大翼的交界区域，受到打击可能会损伤动脉。血液聚集在硬脑膜骨膜层和颅骨之间。

2）**硬膜下血肿**（subdural hematomas）：通常是头的前部或后部受到撞击，导致颅骨内的脑组织大幅前后移位，使大脑上静脉在进入上矢状窦的入口处撕裂。来自撕裂静脉的血液积聚在硬脑膜和蛛网膜之间的潜在腔隙中。

硬膜外血肿可跨过硬膜附着处。硬膜下血肿不跨过硬膜附着处。

3）**蛛网膜下腔出血**（subarachnoid hemorrhage）：由于血液，通常是动脉破裂，渗漏到蛛网膜下腔而引起。常见由 Willis 动脉环的先天性动脉瘤渗漏或破裂引起。

三、脑室系统

脑室系统（ventricular system）由脑内四个充满液体的连通的腔组成。脑室内衬室管膜，含有脑脊液（cerebrospinal fluid，CSF）。脑室内包含脉络丛（choroid plexus），由有纤毛的室管膜细胞覆盖软脑膜折叠的血管构成，突入到四个脑室中，可分泌脑脊液。脉络丛以 500 ~ 700ml/d 的速度产生脑脊液。脑室系统通过第四脑室的三个孔与蛛网膜下腔相通。

1. 侧脑室（lateral ventricles）

侧脑室位于两侧大脑半球深部，左、右各一，呈“C”形室腔，内衬室管膜，腔内充满脑脊液。通过室间孔与第三脑室沟通。包括五部分：体、额角（前角）、颞角（下角）、枕角（后角）、三角部（中庭）。三角部为体、枕角、颞角连接处。体和下角含有脉络丛。

2. 第三脑室（third ventricle）

位于两侧间脑内侧壁之间。通过大脑导水管与第四脑室沟通。顶部含有脉络丛。

3. 大脑导水管（cerebral aqueduct，or aqueduct of Sylvius）

位于中脑，也称中脑水管，连接第三和第四脑室。

4. 第四脑室（fourth ventricle）

位于延髓、脑桥和小脑之间，呈四棱锥形，底为菱形窝，两侧角为外侧隐窝，顶向后上朝向小脑蚓。顶的下部含有脉络组织。第四脑室通过三个出口孔与蛛网膜下腔相通：两个外侧孔（lateral foramina，or foramina of Luschka）和一个中间孔（median foramen，or foramen of Magendie）。

四、脑脊液

脑脊液（cerebralspinal fluid，CSF）是充满脑室系统、蛛网膜下腔和脊髓中央管内的无色透明液体，密度 1.007，富含钠、钾和氯离子，葡萄糖浓度约为血浆中葡萄糖浓度的 66%，但几乎不含蛋白质，仅偶有淋巴细胞和少量脱落的上皮样细胞，pH 值为 7.35。功能相当于外周组织中的淋巴，对中枢神经系统起缓冲、保护、运输代谢产物和调节颅内压等作用。

脑脊液处于不断产生、循环和回流的平衡状态中，主要功能是充当脑的缓冲垫或缓冲剂，为脑提供基本的机械和免疫保护；运输激素和激素释放因子；通过回流清除代谢废物。

1）**产生**：脑脊液由脉络丛产生，速率为 500 ~ 700ml/d。成人脑脊液总量平均约为 150ml。

2）**回流**：主要通过蛛网膜颗粒进入上矢状窦。

3）**循环**：从脑室系统经过第四脑室的三个孔进入蛛网膜下腔，并经过大脑半球的凸面到达上矢状窦，然后进入静脉。

脑脊液主要由脑室脉络丛产生，少量由室管膜上皮和毛细血管产生。侧脑室脉络丛产生的脑脊液经室间孔流入第三脑室，与第三脑室脉络丛产生的脑脊液一起，经大脑导水管（中脑水管）至第四脑室，再汇合第四脑室脉络丛产生的脑脊液一起，经第四脑室正中孔和两个外侧孔流入蛛网膜下腔。然后，脑脊液再沿蛛网膜下腔流向大脑背面，经蛛网膜颗粒渗透到硬脑膜窦，主要是上矢状窦内，回流入静脉血中。

此外，有少量脑脊液可经室管膜上皮、蛛网膜下腔的毛细血管、脑膜的淋巴管和脑、脊神经周围的淋巴管回流。

正常状态下，脑脊液不断产生、循环和回流。若在脑脊液循环途径中发生阻塞，可导致脑积水，使颅内压升高，可出现脑组织受压移位，甚至形成脑疝，危及生命。

五、脑屏障

中枢神经系统神经元的正常功能活动的维持，需要其所在的微环境保持一定的稳定性，维持这种稳定性的结构称为脑屏障（brain barrier）。脑屏障的特定结构可以选择性地允许某些物质通过，不允许另一些物质通过。脑屏障由血 - 脑屏障、血 - 脑脊液屏障和脑脊液 – 脑屏障 / 界面 3 部分组成（表 6.3）。

（一）血 – 脑屏障

血 – 脑屏障（blood-brain barrier，BBB）位于血液与脑、脊髓的神经细胞之间，其通透性与分子大小和脂溶性相关，与分子大小成反比，与脂溶性成正比。气体和水容易通过，葡萄糖和电解质通过很慢，蛋白质和大的有机分子很难通过。毛细血管内皮细胞之间的紧密连接是维持血 – 脑屏障的基础。

其结构基础包括：①脑和脊髓内毛细血管内皮细胞无窗孔，内皮细胞之间为紧密连接，使大分子物质难以通过。②毛细血管基膜连续完整。③毛细血管基膜外有星形胶质细胞终足围绕，形成胶质膜。

室周器官（circumventricular organs）在中枢神经的某些部位缺乏血 - 脑屏障，这些部位的毛细血管内皮细胞有窗孔，血管通透性高，使蛋白质和大分子物质能自由通过。主要位于第三脑室的周围，最后区位于第四脑室的底部。室周器官是监测血液和脑脊液中循环激素浓度变化的化学敏感性区域，如终板血管器、正中隆起、穹窿下器、连合下器、松果体、最后区等。

（二）血 – 脑脊液屏障

血 – 脑脊液屏障（blood-cerebrospinal fluid barrier）位于脑室脉络丛的血液与脑脊

液之间。水、气体和脂溶性物质可从血液至脑脊液，大分子物质（如蛋白质）不能通过，与血 - 脑屏障相似。脉络膜上皮细胞之间的紧密连接起主要屏障作用。

其结构基础主要包括：①有孔的内皮细胞，壁很薄。②毛细血管的连续基底膜。③散在的具有扁平突起的苍白细胞。④脉络丛上连续的基底膜。⑤脉络膜上皮细胞，上皮细胞之间有闭锁小带相连。

脉络丛的毛细血管内皮细胞上有窗孔，因此血 – 脑脊液屏障仍有一定的通透性。

表 6.3　脑屏障

Table 6.3 Brain Barriers

		结构 structures
血 – 脑屏障 blood-brain barrier（BBB）		毛细血管壁中的内皮细胞 endothelial cells in the wall of the capillary
		围绕毛细管的连续基底膜 a continuous basement membrane surrounding the capillary
		星形胶质细胞的足突附着在毛细血管壁的外表面 the foot processes of the astrocytes that adhere to the outer surface of the capillary wall
血 – 脑脊液屏障 blood-cerebrospinal fluid barrier		内皮细胞，壁薄有孔 the endothelial cells，which are fenestrated and have very thin walls
		围绕毛细管的连续基底膜 a continuous basement membrane surrounding the capillary
		散在的苍白细胞，突起扁平 scattered pale cells with flattened processes
		脉络丛上的连续基底膜 a continuous basement membrane on choroidal plexus
		脉络膜上皮细胞 the choroidal epithelial cells
脑脊液 – 脑屏障 / 界面 cerebrospinal fluid-brain barrier/ interface	软脑膜覆盖大脑和脊髓的表面 the pia covered surface of the brain and spinal cord	排列松散的软脑膜细胞层 a loosely arranged layer of pial cells
		基底膜 basement membrane
		星形胶质细胞足突 astrocytic foot processes
	脑室表面的室管膜 the ependymal surface of the ventricles	具有局部紧密连接的柱状室管膜细胞 columnar ependymal cells with localized tight junctions
		无基底膜 no basement membrane
		没有专门的星形胶质细胞足突 no specialized astrocytic foot processes

（三）脑脊液－脑屏障/界面

脑脊液－脑屏障/界面（cerebrospinal fluid-brain barrier/interface）位于脑室和蛛网膜下腔的脑脊液，与脑和脊髓的神经细胞之间。脑脊液位于脑室和蛛网膜下腔两处，两处的脑脊液－脑屏障构成也不同。

覆盖大脑和脊髓表面的软脑膜面，其结构基础包括：①松散排列的软脑膜细胞层。②基底膜。③星形细胞足突。

脑室的室管膜面，其结构基础包括：①具局部紧密连接的柱状室管膜细胞。②无基底膜。③无专门的星形胶质足突。

由于室管膜上皮没有闭锁小带，不能有效地限制大分子物质通过，软脑膜和它下面的胶质膜的屏障作用也很弱，因此，脑脊液的化学成分与脑组织细胞外液的成分大致相同。

在正常情况下，脑屏障能够使脑和脊髓免受内、外环境中各种物理和化学因素的影响，从而维持相对稳定的状态。当脑屏障损伤时，如炎症、外伤、血管病等，其通透性可发生改变，使脑和脊髓神经细胞受到各种致病因素的影响，导致脑水肿、脑出血、免疫异常等严重后果。

然而，所谓屏障并不是绝对的，无论从结构上还是功能上，脑屏障都只是相对的。不仅因为脑的某些部位没有血－脑屏障，如室周器官，而且由于在脑屏障的3个组成部分中，脑脊液－脑屏障的结构最不完善，可使脑脊液和脑内神经元的细胞外液互相交通。

一、名词解释

1. 硬脑膜窦（dural sinus）
2. 海绵窦（cavernous sinus）
3. 齿状韧带（denticulate ligament）
4. 大脑镰（cerebral falx）
5. 小脑幕（tentorium of cerebellum）
6. 蛛网膜颗粒（arachnoid granulations）
7. 脉络丛（choroid plexus）
8. 室周器官（circumventricular organs）

二、问答题

1. 试述脑脊液的产生和循环途径。
2. 试述脑屏障的结构和功能。

第 7 章　脑和脊髓的血管

一、脑的动脉

脑的血液供应丰富，在静息状态下，占体重仅 2% 的脑约需要全身供血量的 20%，脑组织对血液供应的依赖性很强，对缺氧很敏感。

脑的动脉来源于颈内动脉（internal carotid artery）和椎动脉（vertebral artery）。四条动脉的分支在脑底下面吻合成大脑动脉环（cerebral arterial circle of Willis）。依据脑的动脉血供来源，可归纳为颈内动脉系（carotid circulation）[又称前循环（anterior circulation）] 和椎 - 基底动脉系（vertebral-basilar circulation）[又称后循环（posterior circulation）]。

以顶枕沟为界，大脑半球的前 2/3 和部分间脑由颈内动脉系供应，大脑半球后 1/3 及部分间脑、脑干和小脑由椎 - 基底动脉系供应。两系动脉在大脑的分支均可分为皮质支（cortical branches）和中央支（central branches），前者供应大脑皮质及其深面的髓质，后者供应基底核、内囊及间脑等（表 7.1）。

（一）颈内动脉

颈内动脉（internal carotid artery），起自颈总动脉，自颈部向上至颅底，经颞骨岩部的颈动脉管进入颅内，紧贴海绵窦的内侧壁向前上，至前床突的内侧向上穿出海绵窦并分支。颈内动脉依据行程可分为 4 段：颈段（cervical segment）、岩内段（intrapetrosal segment）、海绵窦内段（intracavernous segment）和脑段（cerebral segment），或称前床突上段。其中海绵窦内段和脑段合称为虹吸部（carotid siphon），常呈“U”形或“V”形弯曲，是重要的影像学标志，也是动脉硬化的好发部位。

颈内动脉岩内段发出颈鼓动脉和翼管动脉。海绵窦内段发出眼动脉、垂体支和脑膜支。眼动脉（ophthalmic artery）伴随视神经进入眼眶，其分支视网膜中央动脉是终末动脉，阻塞可致失明。颈内动脉终支为大脑前动脉和大脑中动脉。

颈内动脉供应脑部的主要分支：

1. 后交通动脉（posterior communicating artery）

在视束下方行向后，连接大脑中动脉与大脑后动脉，是颈内动脉系与椎 - 基底动脉系的吻合支。供应下丘脑和丘脑腹侧，是动脉瘤的好发部位。

表 7.1　脑的动脉及前循环（颈动脉循环）
Table 7.1 Arteries of the brain，anterior circulation（carotid circulation）

分支 branches	主要供应区域 major area served
颈内动脉 internal carotid artery	
眼动脉 ophthalmic artery	眼眶内容物、鼻腔区域和面部浅层 contents of orbit，regions of nasal cavity and superficial face
后交通动脉 posterior communicating artery	连接颈内动脉的脑段与基底动脉的分支大脑后动脉 connects cerebral portion of internal carotid artery to posterior cerebral branch of basilar artery
脉络丛前动脉 anterior choroidal artery	侧脑室下角脉络丛，视束、外侧膝状体、视辐射、海马、内囊后肢、尾状核尾 choroid plexus of inferior horn of lateral ventricleoptic tract，lateral geniculate body，optic radiation，hippocampus，posterior limb of internal capsule，and tail of caudate nucleus
大脑前动脉 anterior cerebral artery	
皮质支 cortical branches	额叶、顶叶的内侧面和胼胝体 medial surface of frontal and parietal lobes and corpus callosum
中央支 central branches	部分纹状体和内囊前肢 part of corpus striatum and anterior limb of internal capsule
大脑中动脉 middle cerebral artery	
皮质支 cortical branches	大脑半球外侧面和岛叶 lateral convexity of cerebral hemisphere and insula
中央支 central branches	纹状体和内囊 corpus striatum and internal capsule

2. 脉络丛前动脉（anterior choroidal artery）

沿视束下面向后外走行，经大脑脚与海马旁回钩之间进入侧脑室下角，终止于脉络丛。沿途发出分支供应外侧膝状体、内囊后肢、大脑脚底、海马、杏仁核、苍白球等结构。此动脉细小且行程长，易发生血栓阻塞。

3. 大脑前动脉（anterior cerebral artery）

在视神经上方向前内走行，进入大脑纵裂，沿胼胝体膝、胼胝体上界向后走行。前交通动脉（anterior communicating artery）连接两侧大脑前动脉，是动脉瘤的好发部位。

（1）皮质支（cortical branches）分布于顶枕沟以前的额叶和顶叶的内侧面、胼胝体，额叶下面的一部分，及额、顶两叶上外侧面的上部，包括中央旁小叶，即下肢的运动区和感觉区。

（2）中央支（central branches），又称内侧纹状动脉（medial striate arteries），或内侧豆纹动脉（medial lenticulostriate arteries），自大脑前动脉的近侧段发出，为大脑前动脉的穿支，经前穿质入脑实质，供应尾状核、豆状核前部和内囊前肢。

4. 大脑中动脉（middle cerebral artery）

可视为颈内动脉的直接延续，是其最大的分支，向外走行进入外侧沟，发出数条皮质支，供应大脑半球上外侧面的大部分和岛叶，其中包括躯干、上肢和面部的运动区和感觉区，以及语言中枢 Broca 区和 Wernicke 区。若该动脉发生阻塞，将出现严重的功能障碍。

大脑中动脉途经前穿质时，发出一些细小的中央支，又称外侧纹状动脉（lateral striate arteries），或外侧豆纹动脉（lateral lenticulostriate arteries），为大脑中动脉的穿支，垂直向上进入脑实质，供应尾状核、豆状核、内囊膝和后肢。

豆纹动脉（lenticulostriate arteries）是发自大脑动脉环前部的前外侧穿支，根据起始部位分为内侧豆纹动脉（起自大脑前动脉）和外侧豆纹动脉（起自大脑中动脉）。这些小动脉主要供应皮质深面的结构，包括基底核、内囊大部分，以及前连合。豆纹动脉行程呈“S”形弯曲，因血流动力学关系，在高血压动脉硬化时容易破裂（又称出血动脉），导致脑溢血，出现严重的功能障碍。

（二）椎动脉

椎动脉（vertebral artery）起自锁骨下动脉第 1 段，穿第 6 颈椎至第 1 颈椎横突孔，经枕骨大孔进入颅腔，入颅后行于延髓的前外侧。左、右椎动脉逐渐靠拢，在脑桥与延髓交界处合成一条基底动脉（basilar artery），沿脑桥腹侧的基底沟上行，至脑桥上缘分为左、右大脑后动脉（posterior cerebral artery）两大终支（表 7.2）。

1. 椎动脉的主要分支

1）**脊髓前、后动脉**（anterior and posterior spinal arteries）：分别在脊髓前、后方走行，供应脊髓前 2/3 和后 1/3。

2）**小脑下后动脉**（posterior inferior cerebellar artery）：椎动脉最大的分支，在橄榄下端附近发出行向后外方，经延髓与小脑扁桃体之间弯曲走行，供应小脑下面后部和延髓后外侧部。该动脉可发出脊髓后动脉及参与组成第 4 脑室脉络丛的脉络膜支。

小脑下后动脉行程弯曲，易发生栓塞，出现同侧面部浅感觉障碍、对侧躯体浅感觉障碍（交叉性麻痹）和小脑共济失调等。

2. 基底动脉的主要分支

1）**小脑下前动脉**（anterior inferior cerebellar artery）：自基底动脉起始段发出，经展神经、面神经和前庭蜗神经的腹侧至小脑下面，供应小脑下面的前部。

表 7.2 脑的动脉，后循环（椎 – 基底动脉循环）

Table 7.2 Arteries of the brain，posterior circulation（vertebral-basilar circulation）

分支 branches	主要供应区域 major area served
椎动脉 vertebral artery	
脊髓前、后动脉 anterior and posterior spinal arteries	脊髓前 2/3 和后 1/3 anterior two-thirds and posterior one-thirds of spinal cord
小脑下后动脉 posterior inferior cerebellar arteries	小脑下面、延髓背外侧区和第四脑室脉络丛 inferior surface of cerebellum，dorsolateral zone of medulla，and choroid plexus of fourth ventricle
基底动脉 basilar artery	
小脑下前动脉 anterior inferior cerebellar arteries	小脑下面，脑桥外侧面 inferior surface of cerebellum，and lateral aspect of pons
迷路动脉 labyrinthine artery	内耳 inner ear
脑桥动脉 pontine artery	脑桥和中脑 pons and midbrain
小脑上动脉 superior cerebellar artery	小脑上面 superior surface of cerebellum
大脑后动脉 posterior cerebral artery	
皮质支 cortical branches	枕叶，颞叶下面，包括海马结构 occipital lobe，inferior surface of temporal lobe，including hippocampal formation
中央支 central branches	丘脑、内侧和外侧膝状体 thalamus，medial and lateral geniculate bodies

2）**迷路动脉**（labyrinthine artery），**又称内听动脉**：发自基底动脉或小脑下前动脉。细长，伴随面神经和前庭蜗神经进入内耳，供应内耳迷路。

3）**脑桥动脉**（pontine artery）：一些细小分支，供应脑桥基底部。

4）**小脑上动脉**（superior cerebellar artery）：近基底动脉的末端发出，绕大脑脚向后，供应小脑上部。

5）**大脑后动脉**（posterior cerebral artery）：基底动脉的终末支，绕大脑脚向后，沿海马沟转至颞叶和枕叶内侧面，经后交通动脉与颈内动脉相交通。

皮质支分布于颞叶的内侧面和下外侧面，及枕叶的外侧面和内侧面，包括海马结构和视皮质。中央支由起始部发出，经脚间窝入脑实质，供应丘脑，豆状核，中脑，松果体和内、外侧膝状体等。

大脑后动脉与小脑上动脉起始部之间有动眼神经通过，当颅内高压，发生小脑幕切迹疝时，海马旁回钩移至小脑幕切迹下方，大脑后动脉向下移位，压迫并牵拉动眼神经，导致动眼神经麻痹。

（三）大脑动脉环

大脑动脉环（cerebral arterial circle），又称为 Willis 环（circle of Wills），位于脑底下方、蝶鞍上方，环绕视交叉、灰结节及乳头体周围。由两侧大脑前动脉起始段、两侧颈内动脉末端、两侧大脑后动脉，借前、后交通动脉连通而共同组成。

大脑动脉环使两侧颈内动脉系与椎 - 基底动脉系相交通，在正常情况下，大脑动脉环两侧的血液不相混合，而是作为一种代偿的潜在装置。当此环的某一处发育不良或被阻断时，可在一定程度上通过大脑动脉环使血液重新分配和代偿，以维持脑的血液供应。大脑动脉环发育不全或异常易出现动脉瘤，前交通动脉和大脑前动脉的连接处是动脉瘤的好发部位之一。

二、脑的静脉

脑的静脉壁薄而无瓣膜，位于脑表面的沟内，不与动脉伴行，收集皮质和皮质下结构的血液，注入硬脑膜窦。

大脑的静脉分为浅（外）、深（内）两组，两组之间相互吻合。浅组收集脑皮质及皮质下髓质的静脉血，直接注入邻近的静脉窦；深组收集大脑深部的髓质、基底核、间脑、脑室脉络丛等处的静脉血，最后汇成一条大脑大静脉注入直窦。两组静脉最终经硬脑膜窦回流至颈内静脉。

1. 浅组

大脑外静脉（external cerebral vein）以大脑外侧沟为界分为 3 组：大脑上静脉、大脑中浅静脉和大脑下静脉。这些血管撕裂可导致硬膜下出血（血肿）。

1）**大脑上静脉（superior cerebral vein）**：位于外侧沟以上，8 ~ 12 支，收集大脑半球外侧面和内侧面的血液，注入上矢状窦。

2）**大脑下静脉（inferior cerebral vein）**：位于外侧沟以下，收集大脑半球外侧面下部和大脑半球下面的血液，主要注入横窦和海绵窦。

3）**大脑中浅静脉（superficial middle cerebral vein）**：收集大脑半球外侧面近外侧沟的静脉，本干沿外侧沟向前下，注入海绵窦。

2. 深组

包括大脑内静脉和大脑大静脉。

大脑中深静脉（deep middle cerebral vein）收集岛叶的血液，与大脑前静脉和纹状体静脉汇合成基底静脉（basal vein），注入大脑大静脉。

大脑内静脉（internal cerebral vein）由脉络丛静脉（choroidal vein）和丘纹静脉（thalamostriate vein）在室间孔后上缘合成，向后至松果体后方，与对侧的大脑内静脉汇合成一条大脑大静脉（great cerebral vein，or vein of Galen）。大脑大静脉很短，收集大脑半球深部的髓质、基底核、间脑和脉络丛等处的静脉血，在胼胝体压部的后下方，向后注入直窦。

三、脊髓的血管

（一）脊髓的动脉

脊髓的动脉有两个来源，即椎动脉和节段性动脉。①椎动脉（vertebral artery）锁骨下动脉的分支，穿经第6颈椎以上的横突孔，在寰椎侧块后方向内侧弯曲，经枕骨大孔进入颅腔。椎动脉发出的脊髓前动脉和脊髓后动脉，在下行过程中，一般在第5颈节的下方开始有节段性动脉分支的补充，以保障脊髓足够的血液供应。②节段性动脉（segmental spinal artery）发自主动脉、髂总动脉，称为脊髓的髓动脉（medullary artery），与脊髓前、后动脉吻合。

1. 脊髓前动脉（anterior spinal artery）

左、右两支在延髓腹侧合成一干，沿前正中裂下行至脊髓末端。脊髓前动脉的分支主要分布于脊髓灰质的前角、侧角、灰质连合、后角基部、白质的前索和外侧索，约为脊髓的前2/3。

2. 脊髓后动脉（posterior spinal artery）

自椎动脉发出后，绕延髓两侧向后走行，沿脊神经后根两侧下行，直至脊髓末端。脊髓后动脉的分支则分布于脊髓灰质后角头颈部、白质的后索，约为脊髓的后1/3。

脊髓前、后动脉之间借环绕脊髓表面的吻合支互相交通，形成动脉冠，由动脉冠再发分支进入脊髓内部。

由于脊髓动脉来源于椎动脉和节段性动脉，有些脊髓节段因两个来源的动脉吻合薄弱，血液供应不够充分，可致脊髓因缺血而损伤，称为危险区。如第1～4胸节，特别是第4胸节和第1腰节的腹侧面。

（二）脊髓的静脉

脊髓的静脉一般遵循动脉模式，较动脉多而粗，收集脊髓内的小静脉，最后汇集成脊髓前、后静脉（anterior and posterior spinal veins），通过前、后根静脉注入硬膜外腔的椎内静脉丛。

脊髓的静脉无静脉瓣，且与行程中周围静脉有吻合，因此，是炎症和肿瘤转移的途径。

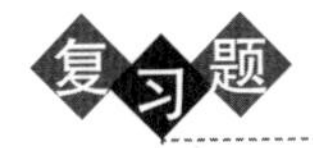

一、名词解释

1. 大脑动脉环（cerebral arterial circle）
2. 大脑大静脉（great cerebral vein，or vein of Galen）

二、问答题

1. 脑的血液供应来源于哪些动脉?
2. 脑的静脉有何特点?
3. 试述大脑前动脉的分布。
4. 试述大脑中动脉的分布。
5. 试述大脑后动脉的分布。
6. 试述脊髓的动脉供应情况。

第8章 脊 髓

脊髓（spinal cord）起源于胚胎时期神经管的末端，原始神经管的管腔形成脊髓中央管。脊髓是中枢神经系统的低级部分，在结构上保留节段性，与分布于躯干和四肢的31对脊神经相连。脊髓与脑的各部之间有着广泛的纤维联系，是身体各部与脑之间信息传递的通道。脊髓本身具有信息整合处理的功能。正常状态下，脊髓的活动是在脑的控制下进行的。

一、位置和外形

脊髓位于椎管内，细长，呈前后稍扁的圆柱形，与脊柱的弯曲一致，外有3层被膜。重约30g，最宽处横径为1cm，全长42 ~ 45cm。脊髓上端在枕骨大孔处与延髓相连，下端约平对第1腰椎下缘，新生儿可达第3腰椎下缘。

脊髓可分为31个节段：颈髓8个节段（C_1 ~ C_8）、胸髓12个节段（T_1 ~ T_{12}）、腰髓5个节段（L_1 ~ L_5）、骶髓5个节段（S_1 ~ S_5）和尾髓1个节段（Co）。

脊髓全长粗细不等，有两个梭形膨大，因此处神经细胞和纤维数目增多所致，与四肢的出现有关。上方的称为颈膨大（cervical enlargement），从第4颈髓节段至第1胸髓节段，神经支配肩带和上肢。下方的称为腰骶膨大（lumbosacral enlargement），从第1腰髓节段至第3骶髓节段，神经支配髋带和下肢。

腰骶膨大以下，脊髓下端变细呈圆锥状，至第1腰椎下缘水平，称为脊髓圆锥（conus medullaris）。脊髓圆锥下方一条结缔组织细丝，称为终丝（filum terminale），是软脊膜的延续，止于尾骨的背面，参与构成尾椎韧带，为脊髓提供纵向支撑，起固定脊髓的作用。

脊髓表面有6条平行的纵沟，前面正中较明显的沟，称为前正中裂（anterior median fissure），后面正中较浅的沟，称为后正中沟（posterior median sulcus）。这两条纵沟将脊髓分为左右对称的两半。脊髓的前外侧面有1对前外侧沟（anterolateral sulcus），有脊神经前根的根丝附着；后外侧面有1对后外侧沟（posterolateral sulcus），有脊神经后根的根丝附着。此外，在颈髓和胸髓上部，后正中沟和后外侧沟之间，第6胸髓节段以上，还有一条较浅的后中间沟（posterior intermediate sulcus），是薄束和楔束在脊髓表面分界的标志。

脊髓可分为31个脊髓节段，每个脊髓节段包含1对神经根，称为后根（posterior root）或背侧根（dorsal root），前根（anterior root）或腹侧根（ventral root）。后根含有感觉性神经纤维，前根含有运动性神经纤维。

胚胎前3个月，脊髓几乎与椎管等长，脊神经根基本呈直角与脊髓相连。从胚胎第4个月起，脊柱的生长速度快于脊髓，使得脊髓的长度短于椎管。由于脊髓上端连于延髓，位置固定，导致脊髓节段的位置高于相应的椎骨，出生时脊髓下端已平对第3腰椎。4岁以后，脊柱继续生长，脊髓却没有明显长长。至成年，脊髓下端则达第1腰椎下缘。由于脊髓的相对升高，腰、骶、尾部的脊神经根，在穿经相应椎间孔合成脊神经前，在椎管内几乎垂直下行。这些脊神经根在脊髓圆锥下方，围绕终丝聚集成束，形成马尾（cauda equina）。因第1腰椎以下已无脊髓，故临床上常选择第3、4腰椎棘突间进行穿刺，可避免损伤脊髓。

成年人脊髓的长度与椎管的长度不一致，所以脊髓的各个节段与相应的椎骨不在同一高度（表8.1）。成年人上颈髓节段（C_1 ~ C_4）大致与同序数椎骨相平对，下颈髓节段（C_5 ~ C_8）和上胸髓节段（T_1 ~ T_4）约与同序数椎骨的上1块椎骨相平对，中胸髓节段（T_5 ~ T_8）约与同序数椎骨的上2块椎骨相平对，下胸髓节段（T_9 ~ T_{12}）约与同序数椎骨的上3块椎骨相平对，腰髓节段约平对第10 ~ 12胸椎，骶髓、尾髓节段约平对第1腰椎。了解脊髓节段与椎骨的对应高度，对于判断脊髓损伤的平面及手术定位，具有重要的临床意义。

表8.1 成年脊髓与脊柱的对应关系

Table 8.1 Relationship of the spinal segment to the adult vertebral column

脊髓节段 spinal cord level	椎骨棘突 spinous process of vertebrae
C_1 ~ C_4	C_1 ~ C_4
C_5 ~ T_4	C_5 ~ T_3
T_5 ~ T_8	T_4 ~ T_6
T_9 ~ T_{12}	T_7 ~ T_9
L_1 ~ L_5	T_{10} ~ T_{12}
S_1 ~ Co	L_1

二、脊髓的内部结构

脊髓由围绕中央管的灰质和位于外围的白质组成。在脊髓的横切面上，可见中央有一细小的中央管（central canal），围绕中央管周围是呈“H”形的灰质（gray matter），灰质的外围是白质（white matter）。中央管为细长的管道，纵贯脊髓全长，向上通第四脑室，内含脑脊液。

脊髓各部所含灰、白质的比例不同，在切面上灰、白质的形态和比例也不同。与脊髓相连的脊神经根粗细不一，较粗的脊神经根，因进出脊髓的神经纤维多，与其相应的灰质量也较多，如颈膨大和腰骶膨大处。脊髓和脑之间有纤维束相联系，自脊髓尾段向上，纤维束逐渐增加，因而白质的比例相应增大。

（一）灰质

在横切面上，脊髓灰质呈“H”形。每侧的灰质，前部扩大为前角（anterior horn），或称腹侧角（ventral horn），后部狭细为后角（posterior horn），或称背侧角（dorsal horn），后角由后向前可分为头、颈和基底 3 部分。前、后角之间的区域为中间带（intermediate zone），在胸髓和上腰髓（T_1 ~ L_3）节段，中间带外侧部向外伸出侧角（lateral horn）。中央管前、后的灰质分别称为灰质前连合（anterior gray commissure）和灰质后连合（posterior gray commissure），连接两侧的灰质。

脊髓灰质是神经元胞体及突起、神经胶质和血管等的复合体。灰质内的神经细胞往往聚集成群或层。在瑞典神经科学家 Bror Rexed 的研究基础上，脊髓灰质分为 10 层，即 Rexed 分层（Rexed laminae）。灰质从后向前分为 9 层，分别用罗马数字 I ~ IX 表示，中央管周围灰质为第 X 层（表 8.2）。

1. 后角（I ~ VI 层）

1）I 层（lamina I）：又称边缘层，呈弧形，薄而边界不清，与白质相邻，内有粗细不等的纤维束穿过，呈海绵状，故称海绵带。内含大、中、小型神经元，此层在腰骶膨大处最清楚，胸髓处不明显。层内有后角边缘核（posteromarginal nucleus），接受后根的传入纤维，发出纤维参与组成脊髓丘脑束。

2）II 层（lamina II）：占据灰质后角头的大部，由大量密集的小型神经元组成，此层几乎不含有髓纤维，在脊髓切片上，髓鞘染色法不着色，呈半透明的胶状，故称胶状质（substantia gelatinosa of Rolando），与三叉神经脊束核（spinal trigeminal nucleus）同源。此层接受后根外侧部薄髓和无髓的传入纤维，及脑干下行的纤维，发出纤维主要参与组成背外侧束，在白质中上、下行若干节段，与相邻节段的 I ~ IV 层神经元形成突触。此层对分析、加工脊髓的感觉信息，特别是痛觉信息起重要作用。

3）III 层（lamina III）：与前两层平行，神经元胞体略大，形态多样，细胞密度比 II 层略小。该层含有许多有髓纤维。

4）IV 层（lamina IV）：较厚，细胞排列较疏松，其大小形态各异，有小的圆形细胞、中等的三角形细胞和大型星形细胞。

III 层和 IV 层内较大的细胞群，称后角固有核（nucleus proprius）。此二层接受大量的后根传入纤维，发出的纤维联络脊髓的不同节段，并进入白质形成纤维束。

I ~ IV 层相当于后角头，向上与三叉神经脊束核的尾端相延续，是皮肤感受外界痛觉、温觉、触觉、压觉等刺激的初级传入纤维的主要接受区，属于外感受区。I 和 II 层接受细神经纤维的传入（如痛温觉），III 和 IV 层接受细神经纤维，也接受粗神经纤维的传入（如触觉）。I ~ IV 层发出纤维在脊髓节段内和节段间参与许多复杂的多突触反射通路，也发出上行纤维束到脑的不同部位。

表 8.2　脊髓灰质各层与核团的对应关系

Table 8.2 Neuronal groups of the spinal cord gray matter and their relationship to Rexed laminae

板层 Rexed lamina	灰质位置 gray matter	核团 neuronal group	范围 extent
lamina I	后角头 head of dorsal horn	后角边缘核 posteromarginal nucleus	C_1 ~ S_5
lamina II	后角头 head of dorsal horn	胶状质 substantia gelatinosa（of Rolando）	C_1 ~ S_5
lamina III、IV	后角头 head of dorsal horn	固有核 nucleus proprius	C_1 ~ S_5
lamina V	后角颈 neck of dorsal horn		C_1 ~ S_5
lamina VI	后角基底部 base of dorsal horn		C_1 ~ S_5
lamina VII	中间带 intermediate zone	胸核，或称背核，Clarke 柱 thoracic nucleus，or dorsal nucleus，Clarke column	C_8 ~ L_3
		中间外侧核 intermediolateral nucleus	T_1 ~ L_2 （L_3）
		骶副交感核 sacral parasympathetic nucleus	S_2 ~ S_4
lamina VIII	前角基底部 base of ventral horn		C_1 ~ S_5
lamina IX	前角 ventral horn	内侧运动神经元（前角内侧核） medial motor neurons	C_1 ~ S_5
		外侧运动神经元（前角外侧核） lateral motor neurons	C_4 ~ T_1， L_2 ~ S_3
		副神经核 accessory nucleus	C_1 ~ C_6
		膈神经核 phrenic nucleus	C_3 ~ C_7
lamina X	灰质连合 gray commissure		C_1 ~ S_5

5）V 层（lamina V）：较厚，占据后角颈部，细胞形态大小不一，可分为外侧 1/3 和内侧 2/3 两部分。外侧部染色明显的较大的细胞，位于上下前后纵横交错的纤维束之间。此层接受来自于皮肤、肌肉和内脏传入的纤维。

6）VI 层（lamina VI）：位于后角基底部，在颈膨大和腰骶膨大处最明显，分内、外侧两部。内侧 1/3 含密集深染的中、小型细胞；外侧 2/3 细胞疏松，由较大的三角形和星形细胞组成。此层接受本体感觉和一些来自皮肤的初级传入纤维。

V 层和 VI 层接受后根本体感觉的初级传入纤维，以及自大脑皮质运动区、感觉区和皮质下结构的大量下行纤维，此二层与运动的调节密切相关。

后角接收并处理感觉信息传入。后角边缘核、胶状质（与三叉神经脊束核同源）、后角固有核，见于脊髓全长，与粗触觉、痛、温觉相关，是前外侧系统（主要包括脊髓丘脑束）的起始。

2. 中间带（VII 层）

VII 层（lamina VII）主要位于中间带，向后内侧可延伸至后角基底部。此层含有一些明显的核团，如 Clarke 柱、中间内侧核和中间外侧核。

1）Clarke 柱（Clarke column），**又称胸核**（thoracic nucleus）**或背核**（dorsal nucleus）：见于 C_8 ~ L_3 节段，位于后角基底部的内侧，靠近白质后索，接受后根的传入纤维，发出纤维至脊髓小脑后束和脊髓中间神经元。

2）**在脊髓胸段和上腰段 Clarke 柱的腹侧，有靠近中央管的中间内侧核和位于侧角的中间外侧核**：中间内侧核（intermediomedial nucleus）与内脏感觉有关。中间外侧核（intermediolateral nucleus）位于 T_1 ~ L_2 或 L_3 节段灰质侧角处，是交感神经节前神经元胞体所在的部位，即交感神经的低级中枢，发出交感神经节前纤维经前根进入脊神经，再经白交通支至交感干。

3）**在 S_2 ~ S_4 节段，VII 层的外侧部有骶副交感核**（sacral parasympathetic nucleus）：是副交感神经节前神经元胞体所在的部位，即副交感神经的低级中枢，发出副交感神经节前纤维组成盆内脏神经。

3. 前角（VIII、IX 层）

1）VIII 层（lamina VIII）：在脊髓胸段，横跨前角基底部；在颈、腰骶膨大处局限于前角内侧部。此层由大小不同、形态各异的细胞组成，为脊髓固有的中间神经元，接受邻近层的纤维终末、对侧 VIII 层的联合纤维终末，以及一些下行纤维束，如网状脊髓束、前庭脊髓束、内侧纵束的终末，发出纤维至两侧，直接或通过兴奋 γ 运动神经元间接影响 α 运动神经元。

2）IX 层（lamina IX）：位于前角的腹侧，由前角运动神经元和中间神经元组成。

（1）前角运动神经元包括大型的 α 运动神经元和小型的 γ 运动神经元：α 运动神经元（alpha motor neuron）的纤维支配髋关节的梭外肌纤维，引起关节运动；γ 运动神经元（gamma motor neuron）支配梭内肌纤维，与肌张力调节相关。

在颈、腰骶膨大处，前角运动神经元可分为内、外侧两群。内侧群（medial group），又称内侧运动神经元（medial motor neurons），或前角内侧核，发出纤维经脊神经前根至脊神经，支配躯干的固有肌。外侧群（lateral group），又称外侧运动神经元（lateral motor neurons），或前角外侧核，发出纤维经脊神经前根至脊神经，支配四肢的骨骼肌。其他运动核群，在 C_1 ~ C_5，C_6 节段有副神经核（accessory nucleus），其轴突组成副神经的脊髓根，支配胸锁乳突肌和斜方肌；在 C_3 ~ C_7 节段有膈神经核（phrenic nucleus），发出纤维支配膈肌。

（2）IX 层内的中间神经元是一些中、小型神经元，大部分是分散的，少量的细胞形成核群。有一些小型的中间神经元称为 Renshaw 细胞（Renshaw cell），接受 α 运动神经元轴突的侧支，发出的轴突反过来与同一或其他的 α 运动神经元形成突触，对 α 运动神经元起抑制作用，形成负反馈环路。

4. 中央管周围灰质（X 层）

X 层（lamina X）位于中央管周围，包括灰质前、后连合，某些后根的纤维终于此处。

（二）白质

白质借脊髓表面的纵沟分为 3 个索，前正中裂与前外侧沟之间为前索（anterior funiculus），前、后外侧沟之间为外侧索（lateral funiculus），后外侧沟与后正中沟之间为后索（posterior funiculus）。在灰质前连合的前方，有神经纤维越过中线至对侧，称白质前连合（anterior white commisure）。

脊髓白质的神经纤维可分为传入纤维、传出纤维，长上行纤维、长下行纤维和脊髓固有纤维，这些纤维组成了不同的纤维束（表 8.3）。

传入纤维经脊神经后根将感觉信息传递至脊髓，为感觉神经元（脊神经节处）的轴突。较粗的机械感觉纤维经后根内侧进入脊髓，较细的无髓鞘和薄髓的痛、温觉纤维经后根外侧进入脊髓，参与形成背外侧束（dorsolateral fasciculus，or posterolateral tract，or tract of Lissauer）。

1. 上行纤维束

上行纤维束又称感觉传导束，主要是将后根传入的各种感觉信息向上传递至脑的不同部位。

感觉传导通路（sensory pathways）：躯体感觉传导通路是将躯体的感觉信息传递至大脑半球的感觉皮质。意识性躯体感觉传导通路通常有三级神经元，一次交叉。

① 三级神经元（three neurons）：第一级神经元胞体位于脊神经节或脑神经节中。第二级神经元胞体位于脊髓或脑干。第三级神经元胞体位于丘脑。

② 一次交叉（one decussation）：发生在第一级或第二级神经元水平。

1）**薄束**（fasciculus gracilis）**和楔束**（fasciculus cuneatus）：是脊神经后根内侧部的粗纤维在同侧脊髓后索的直接延续。薄束起自同侧第 5 胸节以下的脊神经节细胞，楔束起自同侧第 4 胸节以上的脊神经节细胞。这些细胞的周围突分别至肌、腱、关节和皮肤的感受器；中枢突经后根内侧部进入脊髓，在后索上行，分别止于延髓的薄束核和楔束核。

薄束在第 5 胸节以下占据后索的全部，在第 4 胸节以上只占据后索的内侧部，楔束位于后索的外侧部。后索由内向外，依次由来自骶、腰、胸、颈的纤维排列而成。

表 8.3 脊髓白质中的纤维束

Table 8.3 Principal tracts of the spinal cord

索 funiculus	上行纤维束 ascending tracts	下行纤维束 descending tracts	固有束 fasciculus proprius
后索 posterior funiculus	薄束 fasciculus gracilis		后固有束 posterior fasciculus proprius
	楔束 fasciculus cuneatus		
外侧索 lateral funiculus	脊髓丘脑侧束 lateral spinothalamic tract	皮质脊髓侧束 lateral corticospinal tract	外侧固有束 lateral fasciculus proprius
	脊髓小脑后束 posterior spinocerebellar tract	红核脊髓束 rubrospinal tract	
	脊髓小脑前束 anterior spinocerebellar tract	外侧（延髓）网状脊髓束 lateral（medullary）reticulospinal tract	
前索 anterior funiculus	脊髓丘脑前束 anterior spinothalamic tract	皮质脊髓前束 anterior corticospinal tract	前固有束 anterior fasciculus proprius
		前庭脊髓束 vestibulospinal tract	
		内侧（脑桥）网状脊髓束 medial（pontine）reticulospinal tract	
		顶盖脊髓束 tectospinal tract	
		内侧纵束 medial longitudinal fasciculus	

薄、楔束传导同侧躯干及上下肢（薄束传导下半身，包括下肢；楔束传导上半身，包括上肢）的肌、腱、关节的本体感觉（肌、腱、关节的位置觉、运动觉和振动觉）和皮肤的精细触觉（如通过触摸辨别物体纹理粗细、两点距离）。当脊髓后索病变时，本体感觉和精细触觉的信息不能向上传递至大脑皮质。患者闭目时，不能确定肢体的位置和方向，运动时出现感觉性共济失调。此外，患者精细触觉丧失。

2）**脊髓丘脑束**（spinothalamic tract）：分为脊髓丘脑侧束和脊髓丘脑前束。脊髓丘脑侧束（lateral spinothalamic tract）位于外侧索的前半部，并与其邻近的纤维束有重叠，主要传递痛、温觉信息。有认为痒觉也通过此束传导。脊髓丘脑前束（anterior spinothalamic tract）位于前索，脊神经前根纤维的内侧，主要传递粗触觉、压觉信息。

脊髓丘脑束主要起自脊髓灰质 I 和 IV ~ VIII 层，纤维经白质前连合时上升 1 ~ 2

节段（上升同时交叉），或先上升 1 ~ 2 节段后经白质前连合（先上升后交叉），至对侧外侧索和前索上行，但脊髓丘脑前束含有少部分不交叉的纤维。脊髓丘脑束上升至脑干时，延续为脊髓丘系，继续上行止于丘脑。

脊髓丘脑侧束的纤维有明确定位，由外向内依次为骶、腰、胸、颈。当一侧脊髓丘脑侧束损伤时，对侧损伤节段平面 1 ~ 2 节段以下的躯体痛、温觉减退或消失。

3）**脊髓小脑束**（spinocerebellar tract）：包括脊髓小脑前束、脊髓小脑后束、脊髓小脑嘴侧束和楔小脑束。传导非意识性本体感受信息。将来自肌梭、高尔基肌腱器官和触觉受体的信息传递至小脑，控制姿势和协调运动。脊髓小脑通路仅由两级神经元组成。脊髓小脑束为第二级神经元，其神经元胞体位于脊髓灰质后角基底部，传出纤维直接终止于小脑皮质。

（1）脊髓小脑后束（posterior spinocerebellar tract），位于脊髓外侧索周边部的背侧份，主要起自同侧脊髓灰质 VII 层的后部的胸核，又称 Clarke's column，上行经小脑下脚终于小脑皮质。由于胸核位于胸髓和上腰髓（C_8 ~ L_3），所以此束仅见于腰 3 以上的脊髓节段。

（2）脊髓小脑前束（anterior spinocerebellar tract），位于脊髓外侧索周边部的腹侧份，主要起自腰骶膨大处 V ~ VII 层的外侧部，即相当于后角基底部和中间带的外侧部，大部分交叉至对侧上行，小部分在同侧上行，经小脑上脚进入小脑皮质。

脊髓小脑前、后束传递下肢和躯干下部的非意识性本体感觉和触压觉信息至小脑。后束传递的信息可能与肢体个别肌的精细运动和姿势的协调有关；前束传递的信息与整个肢体的运动和姿势有关。

（3）脊髓小脑嘴侧束（rostral spinocerebellar tract）和楔小脑束（cuneocerebellar tract），传递上肢和躯干上部的非意识性本体感觉和触压觉信息至小脑。

2. 下行纤维束

下行纤维束又称运动传导束，起自脑的不同部位，直接或间接地止于脊髓前角或侧角。管理骨骼肌运动的下行纤维束分为锥体系（pyramidal system）和锥体外系（extrapyramidal system），前者包括皮质脊髓束和皮质核束，后者包括红核脊髓束、前庭脊髓束等。

运动传导通路（motor pathway）：躯体运动传导通路至少有两级神经元。

①上运动神经元（upper-motor neuron）：胞体位于中枢神经系统的信息处理中枢部位，可兴奋或抑制下运动神经元，损伤可致运动障碍，痉挛性瘫痪（spastic paralysis）又称为硬瘫。

②下运动神经元（lower-motor neuron）：位于脑干或脊髓的运动神经核，轴突延伸至骨骼肌，损伤可导致支配的骨骼肌运动障碍，弛缓性瘫痪（flaccid paralysis），又称为软瘫。

1）**皮质脊髓束**（corticospinal tract）：调解骨骼肌的随意运动。发自大脑皮质的 V

层，主要发自中央前回运动皮质（4 区）、运动前皮质（6 区）和中央后回感觉皮质（3、1、2 区）。下行经内囊后肢，大脑脚中部 3/5，脑桥基底部，延髓锥体。在延髓下部 75% ~ 90% 的纤维交叉至对侧，形成锥体交叉（pyramidal decussation）。经过中间神经元接替，止于脊髓前角的运动神经元。

在延髓锥体交叉处，大部分（75% ~ 90%）纤维交叉至对侧，形成皮质脊髓侧束（lateral corticospinal tract）；未交叉的纤维在同侧下行，构成皮质脊髓前束（anterior corticospinal tract）；另有少量未交叉的纤维在同侧下行加入至皮质脊髓侧束，称皮质脊髓前外侧束（anterolateral corticospinal tract）。

（1）皮质脊髓侧束　主要包含交叉纤维，一小部分的纤维是不交叉的皮质脊髓前外侧束。在脊髓外侧索后部下行，直至骶髓，约 S_4，终止颈部和腰骶部脊髓的 VII ~ IX 层。纤维经各节段灰质中继后或直接终止于同侧前角运动神经元，主要是前角外侧核。调解上、下肢远端肌肉的快速，熟练，随意运动。

（2）皮质脊髓前束　在前索最内侧下行，只达脊髓中胸部，大多数纤维经各脊髓节段白质前连合交叉，中继后终止于对侧前角运动神经元。部分不交叉的纤维，中继后终止于同侧前角运动神经元。

（3）皮质脊髓前外侧束　由不交叉的纤维组成，沿皮质脊髓侧束的前外侧部下降，大部分终于颈髓，小部分可达腰骶部。

皮质脊髓束的纤维到达脊髓灰质后，大部分纤维与 IV ~ VIII 层的中间神经元形成突触，通过中间神经元间接地影响前角运动神经元。也有纤维直接与前角外侧核的运动神经元形成突触，主要是支配肢体远端小肌肉的运动神经元。

脊髓前角运动神经元主要接受来自对侧大脑半球的纤维，也接受少量来自同侧的纤维。支配上、下肢肌的前角运动神经元只接受对侧大脑半球来的纤维，而支配躯干肌的前角运动神经元接受双侧皮质脊髓束的支配。皮质脊髓束传递的是大脑皮质发出的随意运动信息，当脊髓一侧的皮质脊髓束（上运动神经元）损伤后，出现同侧损伤平面以下的肢体骨骼肌痉挛性瘫痪，表现为随意运动障碍、肌张力增高、腱反射亢进等，也称硬瘫；而躯干肌不瘫痪。

2）**红核脊髓束**（rubrospinal tract）：起自中脑红核，纤维交叉至对侧，在脊髓外侧索下行，止于脊髓灰质 V ~ VII 层。有兴奋屈肌运动神经元、抑制伸肌运动神经元的作用，与皮质脊髓束一起调节肢体远端肌肉运动。

3）**前庭脊髓束**（vestibulospinal tract）：起于前庭神经核，在同侧前索外侧部下行，止于脊髓灰质 VIII 层和部分 VII 层。主要兴奋伸肌运动神经元，抑制屈肌运动神经元，在调节身体平衡中起作用。

4）**网状脊髓束**（reticulospinal tract）：起自脑桥和延髓的网状结构，大部分在同侧下行，行于白质前索和外侧索前内侧部，止于脊髓灰质 VII 层、VIII 层。有兴奋或抑制 α 和 γ 运动神经元的作用。

5）**顶盖脊髓束**（tectospinal tract）：主要起自中脑上丘，向腹侧走行，于导水管周围灰质腹侧经被盖背侧交叉至对侧，在前索内下行，终止于颈髓上段 VI ~ VIII 层。参与完成视觉、听觉的姿势反射运动，与调控颈肌的运动神经元形成多突触联系。

6）**内侧纵束**（medial longitudinal fasciculus）：为一复合的上、下行纤维，进入脊髓的为内侧纵束降部，主要发自前庭内侧核，在前索内下行，终于颈髓的 VII 层、VIII 层，中继后影响前角运动神经元，协调眼球运动和头部姿势。

3. 脊髓固有束

脊髓固有束（fasciculus proprius）的纤维起止均位于脊髓，主要集中于灰质周围。在脊髓节段内、节段间，甚至脊髓全长，上行或下行，完成脊髓节段内和节段间的整合和调节功能，介导脊髓的固有反射。

三、脊髓反射

脊髓反射（spinal reflex）指脊髓固有的反射，正常情况下，其反射活动是在脑的控制下进行的。脊髓反射是非意识的，瞬时的，通常可以防止潜在的破坏性刺激和伤害。脊髓反射不涉及大脑，没有达到意识层面。其反射弧：感受器→脊神经节内感觉神经元及后根传入纤维→脊髓固有束神经元及固有束→脊髓运动神经元及前根传出纤维→效应器。

脊髓反射有不同的类型。①根据反射的复杂程度分类：反射弧只包括一个传入神经元和一个传出神经元，只经过一个突触的，称为单突触反射（monosynaptic reflex）；大多数反射弧是由两个以上的神经元组成的多突触反射（polysynaptic reflex）。②根据反射涉及的范围分类：只涉及一个脊髓节段的反射称节段内反射（intrasegmental reflex），跨节段的反射为节段间反射（intersegmental reflex）。③脊髓反射还可以分为调控骨骼肌收缩的躯体反射（somatic reflex）和调控平滑肌、心肌和腺体活动的内脏反射（visceral reflex）等。

在某些情况下还会出现病理反射，如巴宾斯基征（Babinski sign）。通常，当刺激足底皮肤表面时，在皮质脊髓束支配下，足会反射性地跖屈。然而，在皮质脊髓束受到损伤时，刺激足底皮肤会引起足的过度伸展，并伴随出现大脚趾的背屈和其余脚趾的扇形展开。

1）**牵张反射**：又称肌肉牵张反射（muscle stretch reflex，MSR），属于单突触反射，是指有神经支配的骨骼肌，在受到外力牵拉伸长时，引起受牵拉的同一块肌肉收缩的反射。肌肉被牵拉，肌梭和腱器官的感受器受到刺激而产生神经冲动，经脊神经后根进入脊髓，兴奋 α 运动神经元，反射性地引起被牵拉的肌肉收缩。腱反射（tendon reflex）是指快速牵拉肌腱发生的牵张反射，为单突触反射，如膝（跳）反射、跟腱反射、肱二头肌反射等。膝跳反射（knee jerk reflex）是指叩击髌韧带，股四头肌受到牵拉，引起其反射收缩。感觉神经元直接与运动神经元形成突触。

腱反射发生时可存在交互抑制（reciprocal inhibition），当伸肌收缩时，作为伸肌反射的一部分，其拮抗肌屈肌则通过交互抑制而松弛。如膝跳反射股四头肌的牵拉引起其反射收缩的同时，拮抗性肌肉（屈膝的腘绳肌）的运动神经元被脊髓内相关联的中间神经元所抑制。

2）**肌张力的维持通过γ环路**：肌张力（muscle tone）是由 γ 运动神经元兴奋，通过牵张反射，肌纤维收缩引起的肌紧张。肌张力是由脊髓以上的神经冲动传入到 γ 运动神经元产生的。肌紧张是维持躯体姿势的最基本的反射活动，是姿势反射的基础。

γ环路的组成：γ运动神经元兴奋→梭内肌收缩→感觉纤维（Ⅰa）传导→α运动神经元兴奋→梭外肌收缩。

3）**屈曲反射**：屈曲反射（flexor reflex）又称退缩反射、伤害性反射，当肢体某处皮肤受到伤害性刺激时，该肢体出现屈曲反应。屈曲反射径路至少有3个神经元参与，属多突触反射，即皮肤的信息经脊神经节、脊神经后根传入脊髓灰质后角，再经中间神经元接替，使前角的 α 运动神经元兴奋，引起骨骼肌收缩。由于肢体收缩要涉及成群的肌肉，故受到兴奋的 α 运动神经元也常是多节段的。

屈曲反射是一种保护性反射，其程度与刺激强度有关。当刺激强度足够大时，在同侧肢体发生屈曲反射的基础上，出现对侧肢体伸直的反射活动，称为对侧伸直反射（crossed extensor reflex），以保持接触有害刺激后的平衡和直立姿势。负重肢体中屈肌反射的激活（如受到伤害性刺激），同时引起对侧肢体的伸肌反射，以支撑身体的重量。

四、脊髓的损伤

（一）上行纤维束的损伤

1）**薄束和楔束损伤**：同侧损伤平面以下本体感觉和精细触觉丧失，感觉性共济失调（sensory ataxia），表现为Romberg征，不能确定关节的位置和方向，站立不稳，患者闭目时更为明显。

2）**脊髓丘脑侧束损伤**：对侧损伤平面1～2节段以下痛温觉丧失。

3）**脊髓丘脑前束损伤**：对侧损伤平面1～2节段以下粗触觉丧失。

4）**脊髓小脑后束损伤**：同侧下肢共济失调，患者完成跟胫试验困难。

5）**脊髓小脑前束损伤**：对侧下肢共济失调，患者完成跟胫试验困难。

（二）上、下运动神经元损伤

1）**上运动神经元损伤**：皮质脊髓束属于上运动神经元（upper motor neuron，UMN）。皮质脊髓束损伤，致同侧运动障碍，具体表现有痉挛性偏瘫伴有肌无力；熟练的随意运动丧失，尤其是在四肢的远端；腱反射亢进；浅反射（如腹壁反射和提睾反射）消失；巴宾斯基征阳性。

2）**下运动神经元损伤：**脊髓前角运动神经元属于下运动神经元（lower motor neuron，LMN）。创伤、感染（如脊髓灰质炎）、血管疾病、退行性疾病和肿瘤均可能引起下运动神经元损伤。出现：弛缓性瘫痪；肌肉萎缩；肌张力低下；反射消失。

（三）常见的脊髓损伤

1）**脊髓横断：**当外伤致脊髓突然完全横断后，横断平面以下全部感觉和运动丧失，反射消失，处于无反射状态，称为脊髓休克（spinal shock）。数周至数月后，各种反射可逐渐恢复，但由于传导束很难再生，脊髓失去脑的易化和抑制作用，因此恢复后的深反射和肌张力比正常时高，横断平面以下的感觉和随意运动不能恢复。

（1）双侧病变水平以下的痉挛性瘫痪。

（2）双侧病变节段出现弛缓性瘫痪和肌肉萎缩。

（3）双侧病变水平以下的所有感觉丧失。

（4）膀胱和直肠不再受控制，但反射性排空可能出现。

2）**脊髓半横断：**出现布朗 - 色夸综合征（Brown-Séquard syndrome）。表现为损伤平面以下，同侧肢体痉挛性瘫痪，位置觉、振动觉和精细触觉丧失，对侧损伤平面下 1 ~ 2 个节段以下的痛、温觉丧失。

（1）同侧病变节段弛缓性瘫痪和肌肉萎缩（灰质前角破坏）。

（2）同侧损伤平面以下痉挛性瘫痪，伴巴宾斯基征（皮质脊髓束横断）。

（3）同侧病变节段皮肤感觉丧失和反射消失（灰质后角破坏）。

（4）同侧损伤平面以下精细触觉和意识性本体感觉丧失（薄束和楔束横断）。

（5）对侧损伤平面 1 ~ 2 节段以下痛、温觉丧失（脊髓丘脑侧束横断）。

（6）对侧损伤平面 1 ~ 2 节段以下粗触觉丧失（脊髓丘脑前束横断）。

3）**脊髓中央部损伤：**脊髓空洞症或髓内肿瘤等，可造成脊髓中央部损伤。脊髓空洞症（syringomyelia）由中央管形成过程中的发育异常所致，通常会影响脑干和脊髓的颈段。若病变侵犯白质前连合，则阻断脊髓丘脑束在此的交叉纤维，引起双侧对称分布的痛、温觉消失，而本体感觉和精细触觉无障碍（因后索完好），这种现象称分离性感觉丧失（dissociated sensory loss）。

一、名词解释

1. 颈膨大（cervical enlargement）
2. 腰骶膨大（lumbosacral enlargement）
3. 脊髓圆锥（conus medullaris）
4. 终丝（filum terminale）
5. 马尾（cauda equina）
6. 固有束（fasciculus proprius）
7. 肌肉牵张反射（muscle stretch reflex，MSR）
8. 分离性感觉丧失（dissociated sensory loss）

二、问答题

1. 脊髓灰质分成几部分，主要功能是什么？
2. 脊髓半横断后的主要表现是什么？损伤了哪些结构？

第9章 脑 干

脑干（brainstem）自下向上由延髓、脑桥和中脑3部分组成。延髓向下经过枕骨大孔与脊髓相连，中脑向上延续为间脑。脑桥与延髓位于枕骨基底部斜坡上，背侧与小脑相邻。脑干从上向下依次与Ⅲ～Ⅻ对脑神经相连。脑干中有许多重要的神经中枢，如心血管运动中枢、呼吸中枢、吞咽中枢，以及视觉、听觉和平衡觉等反射中枢。

一、脑干的外形

（一）脑干的腹侧面

1）**延髓**（medulla oblongata）：形似倒置的圆锥体，下端平枕骨大孔处与脊髓相连，上端借横行的延髓脑桥沟（bulbopontine sulcus），又称脑桥下沟（inferior pontine sulcus）与脑桥分界。延髓的下部与脊髓外形相似，脊髓表面的各条纵行沟、裂向上延续到延髓。①腹侧面的正中有前正中裂，其两侧的纵行隆起为锥体（pyramid），由大脑皮质发出下行的锥体束，主要是皮质脊髓束纤维构成。②在锥体的下端，大部分皮质脊髓束纤维左右交叉，形成发辫状的锥体交叉（decussation of pyramid），部分填塞了前正中裂。③在延髓的上部，锥体背外侧的卵圆形隆起，称为橄榄（olive），内含下橄榄核。④锥体与橄榄之间为前外侧沟，CN Ⅻ 舌下神经根丝由此出脑。⑤在橄榄背外侧的后外侧沟内，自上而下依次有CN Ⅸ 舌咽神经、CN Ⅹ 迷走神经和CN Ⅺ 副神经的根丝附着。

2）**脑桥**（pons）：从脑桥下沟（延髓脑桥沟）延续至脑桥上沟。①腹侧面宽阔膨隆，称脑桥基底部（basilar part of pons），主要由大量的横行纤维和部分纵行纤维构成，其正中线上的纵行浅沟称基底沟（basilar sulcus），容纳基底动脉。②基底部向后外逐渐变窄，移行为小脑中脚（middle cerebellar peduncle），又称脑桥臂（brachium pontis），两者的分界处为CN Ⅴ 三叉神经根，包括粗大的感觉根和位于其前内侧细小的运动根。

脑桥基底部的上缘与中脑的大脑脚相接，下缘的延髓脑桥沟内有3对脑神经根与脑干相连，自中线向外侧依次为CN Ⅵ 展神经、CN Ⅶ 面神经和CN Ⅷ 前庭蜗神经。展神经的根丝在脑桥与延髓锥体的交界处，面神经、前庭蜗神经的根丝附着在小脑脑桥角，又称脑桥小脑三角。

在延髓脑桥沟的外侧部，延髓、脑桥和小脑的结合处，临床上称为脑桥小脑三角（pontocerebellar trigone），前庭蜗神经根恰位于此处。前庭蜗神经纤维瘤时，患者除听力障碍和小脑损伤的症状外，肿瘤还可压迫位于附近的面神经、三叉神经、舌咽神经和迷走神经，产生相应的临床症状。

3）**中脑**（midbrain）：从脑桥上髓帆延伸至间脑后连合水平。①两侧各有一粗大的纵行隆起，称大脑脚（cerebral peduncle），其浅部主要由大脑皮质发出的下行纤维构成。大脑脚的背外侧有一纵沟，称中脑外侧沟（lateral sulcus of midbrain）。②两侧大脑脚之间的凹陷为脚间窝（interpeduncular fossa），窝底称后穿质（posterior perforated substance），有许多血管出入的小孔。在脚间窝的下部，大脑脚的内侧有 CN III 动眼神经根出脑。③胚胎时期的神经管腔在中脑称为大脑导水管（cerebral aqueduct，or aqueduct of Sylvius），又称中脑水管（mesencephalic aqueduct）。

（二）脑干的背侧面

1）**延髓**：背侧面的上部构成菱形窝的下半部，下部形似脊髓。在后正中沟的两侧各有两个膨大，内侧为薄束结节（gracile tubercle），外上为楔束结节（cuneate tubercle），与脊髓的薄束、楔束相延续，其深面分别含有薄束核和楔束核，是薄束、楔束的终止核。在楔束结节的外上方有隆起的小脑下脚（inferior cerebellar peduncle），又称绳状体（restiform body），其纤维向后连于小脑。楔束结节与橄榄之间有一不明显的纵行隆起，为三叉结节（trigeminal tubercle），又称灰小结节（tuberculum cinereum），深面为三叉神经脊束和三叉神经脊束核。

2）**脑桥**：背侧面形成菱形窝的上半部。菱形窝上半的外侧界为左右小脑上脚（superior cerebellar peduncle），又称结合臂（brachium conjunctivum）。上髓帆（superior medullary velum），或称前髓帆（anterior medullary velum），是一薄层白质板，位于小脑上脚之间，与下髓帆一起形成第四脑室的顶部。

脑桥与中脑的移行部缩窄，称为菱脑峡（rhombencephalic isthmus），有小脑上脚、上髓帆和丘系三角。丘系三角（trigonum lemniscus）是小脑上脚上段腹外侧的三角区，上界为下丘臂，下界为小脑上脚外侧缘，腹侧界为中脑外侧沟，内有外侧丘系纤维通过。

3）**中脑**：背侧面有上、下两对圆形的隆起，分别称为上丘（superior colliculus）和下丘（inferior colliculus），合称四叠体（corpus quadrigemina），深面分别含有上丘核和下丘核，是视觉和听觉反射中枢。在上、下丘的外侧，各自向外上方伸出一条长的隆起，称为上丘臂（brachium of superior colliculus）和下丘臂（brachium of inferior colliculus），分别连于间脑的外侧膝状体和内侧膝状体。在下丘的下方与上髓帆之间有 CN IV 滑车神经根出脑，是唯一自脑干背侧面出脑的脑神经。

4）**菱形窝**（rhomboid fossa）：位于延髓上部和脑桥的背面，呈菱形，由延髓上部和脑桥内的中央管于后壁中线处向后敞开形成，因构成第四脑室的底部，又称第四脑室底（floor of fourth ventricle）。菱形窝的外上界为小脑上脚，外下界由内下向外上依次为薄束结节、楔束结节和小脑下脚。外上界和外下界的汇合处为菱形窝的外侧角，外侧角与背侧的小脑之间为第四脑室外侧隐窝（lateral recess of fourth ventricle），绕过小脑下脚转向腹侧。外侧隐窝末端的开口称外侧孔（lateral aperture），是脑脊液自脑室系统进入蛛网膜下腔的途径之一。

在菱形窝的正中线上有纵贯全长的正中沟（median sulcus），将菱形窝分为左右对称的两半。自正中沟中部向外侧角的数条浅表的横行纤维束，称髓纹（striae medullares），将菱形窝分为上、下两部分。髓纹主要由延髓弓状核的传出纤维向背内走行，交叉至对侧第四脑室底，进入小脑下脚形成，可作为延髓和脑桥在脑干背面的分界线。

正中沟的两侧各有一条大致与其平行的纵行沟，称为界沟（sulcus limitans），将每侧的半个菱形窝又分成内、外侧部。

（1）外侧部呈三角形，称前庭区（vestibular area），内有前庭神经核。前庭区的外侧角上有一小隆起，称听结节（acoustic tubercle），深面为蜗背侧核。

（2）界沟与正中沟之间的内侧部，称内侧隆起（medial eminence）。①靠近髓纹上方的内侧隆起处有一圆形的隆凸，为面神经丘（facial colliculus），内含面神经膝和展神经核。②髓纹以下的延髓部可见两个小三角区：内上方为舌下神经三角（hypoglossal triangle），内含舌下神经核；外下方为迷走神经三角（vagal triangle），内含迷走神经背核。

（3）沿迷走神经三角的下外缘，有一斜行的窄嵴，称分隔索（funiculus separans），其与薄束结节之间的窄带，称最后区（area postrema），属于室周器官，与分隔索一起，被含有伸长细胞（tanycyte）的室管膜覆盖。

（4）界沟上端的外侧，在新鲜标本上可见一蓝灰色的小区域，称蓝斑（locus coeruleus），内含蓝斑核，为含黑色素的去甲肾上腺素能神经元聚集的部位。

（5）在菱形窝下角处，两侧外下界之间的圆弧形移形部，称为闩（obex），与第四脑室脉络组织相连。

（三）与脑干相连的脑神经

脑干与 III ~ XII 对脑神经相连（表 9.1）。脑干腹侧面共有 9 对脑神经相连：① CN III 动眼神经连于中脑，由大脑脚内侧，脚间窝穿出。②有 4 对脑神经连于脑桥：CN V 三叉神经连于脑桥基底部和小脑中脚的交界处；在延髓脑桥沟内，由内侧向外侧依次有 CN VI 展神经、CN VII 面神经和 CN VIII 前庭蜗神经相连。③有 4 对脑神经连于延髓：在橄榄背外侧自上而下依次为 CN IX 舌咽神经、CN X 迷走神经和 CN XI 副神经根丝相连；在锥体和橄榄之间有 CN XII 舌下神经根丝相连。

脑干背侧面只有 1 对脑神经相连，CN IV 滑车神经在下丘的下方与上髓帆之间出脑。

表 9.1 从脑干出脑的脑神经

Table 9.1 Cranial nerves emerge from the brainstem

脑干 brainstem	脑神经 cranial nerves
延髓 medulla oblongata	CN IX 舌咽神经、CN X 迷走神经、CN XI 副神经和 CN XII 舌下神经 glossopharyngeal nerve，vagus nerve，accessory nerveand hypoglossal nerve
脑桥 pons	CN V 三叉神经、CN VI 展神经、CN VII 面神经和 CN VIII 前庭蜗神经 trigeminal nerve，abducens nerve，facial nerve，and vestibulocochlear nerve
中脑 midbrain	CN III 动眼神经和 CN IV 滑车神经 oculomotor nerve and trochlear nerve

二、脑干的内部结构

与脊髓一样，脑干的内部结构也主要由灰质和白质构成，但较脊髓更为复杂，同时还出现了大面积的网状结构。和脊髓相比较，脑干的内部结构出现了如下的变化特征:

（1）延髓下部的结构类似脊髓，中央管依然保留，但逐渐移向背侧。至延髓上部及脑桥与小脑之间，中央管由背侧向两侧展开形成第四脑室。中脑内为大脑导水管（中脑水管）。

（2）脑干内的灰质不再像脊髓内的灰质相互连续成纵贯脑干全长的灰质柱，而是聚集成彼此相互独立的各种神经核。

（3）脊髓灰质的神经核团基本上都与脊神经相联系，而脑干灰质的神经核团除包含与脑神经直接联系的脑神经核外，还含有其他核团。由于经过脑干的上行或下行的长纤维束，以及与小脑联系的纤维，在脑干内中继，因此出现许多与纤维束中继有关的神经核团，称为中继核，如薄束核、楔束核、上橄榄核、红核、黑质等。

（4）在灰质与白质之间区域出现的网状结构，面积扩大，结构更加复杂，含有多种网状结构核团，其中包含了生命中枢中许多重要的神经核团，如心血管中枢和呼吸中枢等。

（一）脑干的灰质

脑干的内部结构比脊髓复杂，脑干的灰质不像脊髓灰质是连续的细胞柱，贯穿脊髓全长，而是功能相同的神经细胞聚集成团状或柱形的神经核，断续地存在于白质中。脑干的神经核分为 3 种：①直接与第 III ~ XII 对脑神经相连的脑神经核，其中，从脑干发出纤维至外周的脑神经运动核称为起始核，接受外周传入纤维的脑神经感觉核称为终止核，分别与运动指令的发出和感觉信息的传递相关。②网状结构核团。③脑干固有的神经核团，中继核。

1. 脑神经核

中枢神经系统由神经管发育演化而来。与躯体感觉神经密切相连的脊髓灰质后角细胞来自背侧的翼板，与躯体运动神经密切相连的脊髓灰质前角细胞来自腹侧的基板。翼板与基板之间以界沟相隔。界沟一直向颅侧延伸至间脑。与内脏运动及内脏感觉相关的神经核团排列在界沟两侧。神经管的尾侧部分化成脊髓，这种位置关系依然保持，即运动核在腹侧（前角），与感觉有关的核团在背侧（后角），管理内脏运动的核团在中间（侧角）。

脊髓中央管在延髓与脑桥的背侧扩展成第四脑室，这种关系发生了变化。神经管顶板变薄，扩张成为第四脑室顶，神经管侧壁以底板为纵轴，像翻开一本书一样向两侧展开，铺成第四脑室底，即菱形窝。基板、翼板的位置关系，由在脊髓的腹、背关系，变成内、外侧关系。基板在内侧紧靠正中沟，翼板在外侧，两者仍以界沟相隔。各类脑神经核的位置排列也以此为基准。此外，在脑干发育中，未成熟的神经元从脑室底部迁移到远处，比在脊髓中迁移更广泛，如一般躯体感觉核和特殊内脏运动核向腹外侧的迁移。

脊髓灰质内含有与脊神经内 4 种纤维成分相对应的 4 种核团：脊神经内的躯体运动纤维，起始于脊髓灰质前角运动核；内脏运动纤维，起始于脊髓灰质侧角的交感神经核或骶副交感核；内脏感觉纤维，终止于脊髓中间内侧核；躯体感觉纤维则直接或间接终止于脊髓灰质后角的相关核团。

在生物进化过程中，随着头部出现高度分化的视、听、嗅、味觉感受器，以及由鳃弓演化的面部和咽喉部骨骼肌，与脊神经相比，脑神经的纤维成分也变得更加复杂，含有 7 种不同性质的纤维，脑干内部也出现了与其相应的 7 种脑神经核团（表 9.2、表 9.3）：①一般躯体运动核；②特殊内脏运动核；③一般内脏运动核（副交感）；④一般躯体感觉核；⑤特殊躯体感觉核；⑥一般内脏感觉核；⑦特殊内脏感觉核。

脑神经核的功能柱及位置：若干个功能相同的脑神经核团在脑干内有规律地排列成纵行而不连续的细胞柱，即脑神经核功能柱。每个功能柱长短不一，并非纵贯脑干的全长。在 7 种脑神经核中，一般内脏感觉核与特殊内脏感觉核就是孤束核一个核团。因此，每半侧脑干实际上存在着 6 个脑神经核功能柱。这些功能柱在脑干内的分布有一定的排列关系，以延髓橄榄中部水平切面为例：①运动性脑神经核柱位于界沟的内侧，感觉性脑神经核柱位于界沟的外侧；②由中线向两侧依次为一般躯体运动核柱、一般内脏运动核柱、一般和特殊内脏感觉核柱和特殊躯体感觉核柱；③特殊内脏运动核柱和一般躯体感觉核柱位于室底灰质（或中央灰质）腹外侧的网状结构。

1）一般躯体运动核（general somatic motor nucleus）：靠近中线，最内侧的运动柱。共 4 对，自上而下依次为动眼神经核、滑车神经核、展神经核和舌下神经核，相当于脊髓灰质前角运动核。它们发出一般躯体运动纤维分别支配由肌节衍化的眼外肌和舌肌的随意运动。

表 9.2　运动性脑神经核

Table 9.2 Motor cranial nerve nuclei

功能组成 functional component	脑神经核 cranial nerve nucleus	位置 location	功能 function
一般躯体运动核 general somatic motor nucleus（general somatic efferent，GSE）	动眼神经核 oculomotor nucleus（CN III）	中脑颅侧 rostral midbrain	眼球运动 eye movement
	滑车神经核 trochlear nucleus（CN IV）	中脑尾侧 caudal midbrain	眼球运动 eye movement
	展神经核 abducens nucleus（CN VI）	脑桥尾侧 caudal pons	眼球运动 eye movement
	舌下神经核 hypoglossal nucleus（CN XII）	延髓 medulla	舌运动 tongue movement
特殊内脏运动核 *special visceral motor nucleus（special visceral efferent，SVE）	三叉神经运动核 trigeminal motor nucleus（CN V）	脑桥中部 midpons	下颌运动 jaw movement
	面神经核 facial nucleus（CN VII）	脑桥尾侧 caudal pons	面部表情 facial expression
	疑核 nucleus ambiguus（CN XI，X）	延髓颅侧 rostral medulla	吞咽，发声 swallowing，phonation
一般内脏运动核 general visceral motor nucleus（general visceral efferent，GVE）	动眼神经副核 accessory oculomotor nucleus（CN III）	中脑颅侧 rostral midbrain	瞳孔收缩 pupillary constriction
	上泌涎核 superior salivatory nucleus（CN VII）	脑桥 pons	泪液形成，泌涎 tear formation，salivation
	下泌涎核 inferior salivatory nucleus（CN IX）	延髓 medulla	泌涎 salivation
	迷走神经背核 dorsal nucleus of vagus nerve（CN X）	延髓颅侧 rostral medulla	刺激肠蠕动和喉、胸、腹腔腺体的分泌；减少肾上腺分泌和减慢心率 stimulation of peristalsis and laryngeal，thoracic and abdominal gland secretion；decrease of adrenal gland secretion and heart rate

注：* 副神经核位于脊髓颈段，不位于脑干内。疑核发出的纤维没有真正意义加入的副神经。
Accessory nucleus is located in cervical segments of spinal cord，not in brainstem. Fibers from nucleus ambiguus do not really join accessory nerve.

表 9.3　感觉性脑神经核

Table 9.3 Sensory cranial nerve nuclei

功能组成 functional component	脑神经核 cranial nerve nucleus	位置 location	功能 function
一般内脏感觉核 general visceral sensory nucleus（general visceral afferent，GVA）	孤束核（尾侧半） solitary nucleus（caudal half）（CN VII，IX，X）	延髓 medulla	内脏感觉 visceral sensation
特殊内脏感觉核 special visceral sensory nucleus（special visceral afferent，SVA）	孤束核（颅侧半） solitary nucleus（rostral half）（CN VII，IX，X）	延髓 medulla	味觉 taste
一般躯体感觉核 general somatic sensory nucleus（general somatic afferent，GSA）	三叉神经脊束核 spinal trigeminal nucleus（CN V）	脑桥中部至 - 上两个颈髓水平 midpons-upper 2 cervical spinal cord levels	口面部、鼻腔、扁桃体、咽部、耳的痛、温、触觉 pain，temperature，tactile sensation from orofacial region，nasal cavity，tonsil，pharynx，ear
	三叉神经脑桥核 principal nucleus of trigeminal nerve（CN V）	脑桥 pons	口面部的精细触觉 discriminative touch from orofacial region
	三叉神经中脑核 mesencephalic trigeminal nucleus（CN V）	中脑 - 脑桥中部 midbrain- midpons	咀嚼肌的本体感觉 proprioception from muscles of mastication
特殊躯体感觉核 special somatic sensory nucleus（special somatic afferent，SSA）	前庭神经核 vestibular nuclei（CN VIII）	脑桥尾部 - 延髓颅部 caudal pons-rostral medulla	平衡觉 balance
	蜗神经核 cochlear nuclei（CN VIII）	脑桥尾部 - 延髓颅部 caudal pons-rostral medulla	听觉 hearing

（1）动眼神经核（oculomotor nucleus），位于中脑上丘高度，中央灰质的腹内侧，是 CN III 动眼神经的起始核，支配上睑提肌、上直肌、内直肌、下斜肌和下直肌等大部分眼外肌。

（2）滑车神经核（trochlear nucleus），位于中脑下丘高度，中央灰质腹内侧，动眼神经核的尾侧。是 CN IV 滑车神经的起始核，发出纤维围绕中央灰质行向背侧，在下丘下方左右交叉，交叉后出脑，绕大脑脚行向腹侧，穿海绵窦，经眶上裂入眶，支配上斜肌。

（3）展神经核（abducens nucleus），位于菱形窝面神经丘的深面，是 CN VI 展神经的起始核。发出纤维经脑桥腹侧出脑，支配外直肌。

（4）舌下神经核（hypoglossal nucleus），由大型运动神经元聚集而成，呈柱形，位于舌下神经三角深面，自髓纹下方延至菱形窝的尾端。发出纤维（轴突）组成 CN XII 舌下神经根，行向腹外侧，自前外侧沟出脑，支配全部舌内肌及大部分舌外肌的运动（腭舌肌由迷走神经支配）。

2）**特殊内脏运动核**（special visceral motor nucleus）：包括三叉神经运动核、面神经核和疑核。副神经核的归属有争议。这些核团的位置较深，从第四脑室的底部向腹侧迁移，位于一般躯体运动核的腹外侧。特殊内脏运动核支配鳃弓衍化来的骨骼肌。三叉神经运动核、面神经核在脑桥，疑核在延髓。副神经核主要在脊髓。

（1）三叉神经运动核（trigeminal motor nucleus），位于脑桥中部网状结构背外侧，发出纤维组成 CN V 三叉神经运动根，出脑后加入下颌神经，支配咀嚼肌、二腹肌前腹、下颌舌骨肌、腭帆张肌和鼓膜张肌。

（2）面神经核（facial nucleus），位于脑桥被盖下部展神经核的腹外侧。发出纤维向背内侧走行，至展神经核的内侧，绕过展神经核的背面折向腹外方，形成面神经膝（genu of facial nerve），然后沿面神经核的外侧，三叉神经脊束核的内侧，自延髓脑桥沟出脑，参与形成 CN VII 面神经。面神经核发出的纤维支配全部表情肌、二腹肌后腹和茎突舌骨肌。

（3）疑核（nucleus ambiguus），在网状结构中较深的位置，自髓纹延伸到内侧丘系交叉层面。疑核的头端发出纤维加入 CN IX 舌咽神经，其余部分发出纤维加入 CN X 迷走神经和 CN XI 副神经，控制咽喉肌和软腭肌的运动。

（4）副神经核（accessory nucleus）位于脊髓 C_1 ~ C_6 节段灰质前角。CN XI 副神经由延髓部和脊髓部组成。①延髓部起自疑核的尾端，发出副神经的脑根，与副神经脊髓部一起经颈静脉孔出颅，而后分开，加入迷走神经，支配咽喉肌。②脊髓部实为副神经本干，起自上 6 个颈髓节段的副神经核，发出副神经的脊髓根，根丝出脊髓后合成一干，上行经枕骨大孔入颅，与延髓部一起经颈静脉孔出颅，而后分开，支配胸锁乳突肌和斜方肌。这些肌肉来源于体节，不是由鳃弓衍化而来。

3）**一般内脏运动核**（general visceral motor nucleus），**又称副交感核**：位于一般躯体运动柱的外侧，包括动眼神经副核、上泌涎核、下泌涎核和迷走神经背核。这些核团不像其他脑神经核那样集中，较为松散。在躯体运动核的外侧，动眼神经副核在中脑的中线两侧，上泌涎核、下泌涎核分别位于界沟内侧髓纹上、下方，迷走神经背核在延髓界沟的内侧。

（1）动眼神经副核（accessory oculomotor nucleus），又称 E-W 核（Edinger-Westphal nucleus）。成对，核体小，位于动眼神经核的背侧，发出节前纤维加入 CN III 动眼神经，

在睫状神经节交换神经元，节后纤维支配瞳孔括约肌和睫状肌，控制瞳孔的收缩和晶状体的调节。

（2）上泌涎核（superior salivatory nucleus），又称脑桥泌涎核，散在于网状结构的外侧部。发出节前纤维加入CN VII面神经，在下颌下神经节、翼腭神经节交换神经元，节后纤维控制舌下腺、下颌下腺和泪腺等的分泌。

（3）下泌涎核（inferior salivatory nucleus），又称延髓泌涎核，发出节前纤维加入CN IX舌咽神经，在耳神经节交换神经元，节后纤维控制腮腺的分泌。

（4）迷走神经背核（dorsal nucleus of vagus nerve），位于舌下神经核的背外侧，发出的节前纤维加入CN X迷走神经，到达颈部和胸腹腔脏器（降结肠、盆腔脏器除外），在副交感神经节交换神经元后，节后纤维控制这些脏器的活动。

4）**一般内脏感觉核（general visceral sensory nucleus）**：孤束核的下部（中、尾段）接受来自内脏器官和心血管的一般内脏感觉纤维传递的信息。内脏感受器，如化学感受器，机械感受器、血管压力感受器和伤害感受器等的信息，经CN IX舌咽神经和CN X迷走神经的纤维传递，至孤束核下部。

5）**特殊内脏感觉核（special visceral sensory nucleus）**：即孤束核上部，接受来自味蕾的味觉传入纤维。传导味觉的CN VII面神经、CN IX舌咽神经和CN X迷走神经的纤维进入孤束核，主要终止于孤束核上段。

孤束核（solitary nucleus），位于迷走神经背核的腹外侧，大部分在延髓，小部分延伸到脑桥下端。为一般内脏感觉纤维和味觉纤维的终止核。

①迷走神经的下神经节，传递除降结肠和盆腔脏器以外的胸、腹腔内脏感觉信息；舌咽神经的下神经节，传递舌后1/3的味觉，咽、腭部的内脏感觉，及颈动脉窦、颈动脉小球的压力和化学变化信息；面神经的膝神经节，传递舌前2/3及腭部的味觉。这些神经节中假单极神经元的周围突随相应脑神经到达感受器，接受各种内脏感觉信息。中枢突进入脑干后，在迷走神经背核的外侧形成孤束（solitary tract），终止于孤束核。②孤束核的神经元包围着孤束。孤束核发出的纤维一部分上行达间脑，中继后将内脏感觉冲动传至更高级中枢；一部分纤维终止于脑干的运动核，完成各种内脏反射活动；另外还有部分纤维进入网状结构，参与呼吸、循环等活动的调节。

6）**一般躯体感觉核（general somatic sensory nucleus）**：包括三叉神经中脑核、三叉神经脑桥核和三叉神经脊束核，接受从CN V三叉神经，以及CN VII面神经，CN IX舌咽神经和CN X迷走神经传导的躯体感觉。三叉神经中脑核从中脑延伸到脑桥上部，三叉神经脑桥核从脑桥中部向下延伸入延髓，三叉神经脊束核位于延髓，下端与脊髓灰质后角的浅层（胶状质）相延续。

（1）三叉神经中脑核（mesencephalic trigeminal nucleus, or mesencephalic nucleus of trigeminal nerve），位于脑桥上部和中脑，细胞柱细长，下端在三叉神经根水平，三叉神经运动核的背侧，上端延伸至中脑导水管周围灰质两侧。主要传导咀嚼肌的本体感觉。

三叉神经中脑核内含有假单极神经元胞体，周围突随三叉神经分布至咀嚼肌、下颌关节，牙周膜及硬膜等处的本体感受器和压觉感受器。中枢突形成三叉神经中脑束向下走行于三叉神经脊束的背内侧，至颈髓上段，止于三叉脊束核颅侧亚核的背内侧部和邻接的网状结构，并分出侧支沿途终止于三叉神经运动核、疑核、三叉神经脊束核等。因此，三叉神经中脑核内神经元属于咀嚼肌本体感觉传导通路的第一级感觉神经元。中脑核的传出纤维如何将感觉信息传至丘脑和大脑，尚不清楚。

（2）三叉神经脑桥核，通常称为三叉神经感觉主核（principal，or main，chief sensory nucleus of trigeminal nerve）位于脑桥被盖部网状结构的外侧，下接三叉神经脊束核，是传导面部和口腔触压觉信息的中继核。

（3）三叉神经脊束核（spinal trigeminal nucleus），从延髓到脑桥下部的细长核柱，接受三叉神经的一般躯体感觉纤维，也可接受舌咽神经和迷走神经的一般躯体感觉纤维，主要传导面部的痛觉、温度觉和痒觉。

三叉神经感觉根的降支聚集形成长的纤维束，下行至脊髓，与背外侧束相续，称为三叉神经脊束（spinal tract of trigeminal nerve）。其中纤维长短不等，依次终止于其内侧的三叉神经脊束核。三叉神经脊束内纤维的排列：眼支纤维在腹侧，上颌支纤维居中，下颌支纤维在背侧。束内纤维粗细不同，以不同速度传递不同的感觉信息。

三叉神经脊束核位于三叉神经脊束的内侧，可分为颅侧亚核、极间亚核和尾侧亚核。尾侧亚核的细胞构筑与脊髓灰质后角相似，与痛觉冲动的传递和调解密切相关。

7）**特殊躯体感觉核**（special somatic sensory nucleus）：包括前庭神经核和蜗神经核，分别接受来自内耳的平衡觉和听觉的初级感觉纤维。

（1）前庭神经核（vestibular nuclei），位于脑桥下部和延髓上部，第四脑室底外侧部深面，紧密排列的4个核团，即前庭上，下，内侧和外侧核。内耳前庭神经节内含有双极神经元，其中枢突组成前庭神经，与蜗神经一起入脑，止于前庭神经核团，主要是前庭内、外侧核。前庭神经核纤维联系广泛，控制姿势，保持平衡，协调头部和眼球的运动，以及前庭受到刺激时的反射活动。

前庭神经核发出的纤维主要有3个去向：①与直接来自前庭神经的纤维一起组成小脑下脚，进入小脑，止于原小脑皮质及顶核；②前庭外侧核发出的纤维组成前庭脊髓束，在同侧脊髓前索下行，止于脊髓灰质前角神经元；③前庭内、外侧核向正中线两侧发出上行或下行的纤维，在第四脑室底的深面参与形成内侧纵束。内侧纵束中上行的纤维，止于运动眼肌的第Ⅲ、Ⅳ、Ⅵ对脑神经核，完成眼肌运动的前庭反射，如刺激内耳前庭器引起眼球震颤。下行的纤维止于副神经脊髓核和脊髓颈段灰质前角运动神经元，完成头部的前庭反射。

（2）蜗神经核（cochlear nuclei），位于脑桥下部和延髓上部，包括蜗腹侧核（ventral cochlear nucleus）和蜗背侧核（dorsal cochlear nucleus）。蜗腹侧核包括前、后亚群，

与水平声音定位相关。蜗背侧核主要与垂直声音定位和复杂声音的分析相关。

蜗神经由内耳螺旋神经节细胞的中枢突组成，入脑后，终止于延髓和脑桥交界处的蜗背侧核和蜗腹侧核。从蜗神经核发出的传导听觉的二级纤维，在脑桥基底部和被盖部之间横穿内侧丘系，形成带状纤维束，称为斜方体（trapezoid body, or corpus trapezoideum）。越过中线到达对侧被盖部的前外侧，在上橄榄核的外侧转折上行，称为外侧丘系（lateral lemniscus）。外侧丘系沿内侧丘系的外缘上行，止于下丘核（inferior colliculus nucleus），由下丘核发出纤维组成下丘臂，再达内侧膝状体（medial geniculate body）。内侧膝状体发出纤维组成听辐射，终于大脑颞叶皮质听觉中枢。发自蜗神经核的纤维有一部分上行于同侧外侧丘系中，还有部分纤维终止于网状结构。

2. 中继核

1）延髓的中继核：

（1）薄束核（gracile nucleus）和楔束核（cuneate nucleus），位于薄束结节和楔束结节的深面，包含有躯体深感觉（意识性本体感觉）传导通路的二级神经元。传导同侧躯干四肢的意识性本体感觉和精细触觉。脊髓后索的薄束和楔束终止于此二核，自第5胸髓以下进入脊髓的深感觉纤维止于薄束核，第4胸髓以上的止于楔束核。发自薄、楔束核的内弓状纤维左右交叉后上行，形成内侧丘系，上行至丘脑，投射到丘脑腹后外侧核。

（2）下橄榄核（inferior olivary nucleus），位于橄榄的深面。在人类很发达，与运动调控相关。此核接受大脑半球的运动皮层和感觉皮层、纹状体、网状结构和红核等处的纤维，发出橄榄小脑束，交叉后经对侧小脑下脚进入小脑。

（3）楔束副核（accessoey cuneate nucleus），楔小脑通路的第二级神经元，发出楔小脑束经小脑下脚进入小脑，传导上肢的非意识性本体感觉。

2）脑桥的中继核：

（1）脑桥核（pontine nuclei），为大量分散存在于脑桥基底部的神经元。接受来自同侧大脑皮质广泛区域的皮质脑桥纤维，其传出纤维横行交叉至对侧，组成小脑中脚进入小脑。脑桥核是大脑皮质和小脑皮质之间纤维联系的中继站。

（2）上橄榄核（superior olivary nucleus），位于斜方体两端的背侧，自脑桥下部延续至脑桥中部。接受蜗神经核的纤维传入，有部分斜方体纤维进入。上橄榄核发出的纤维有的再次进入斜方体，在同侧或对侧外侧丘系上行；有的止于展神经核，完成声响引起的转眼反射活动；还发出橄榄耳蜗束，到达内耳，调控毛细胞的活动。上橄榄核与三叉神经运动核、面神经核、内侧纵束和网状结构均有纤维联系，完成声响引起的各种反射活动。

3）中脑的中继核：中脑可分为顶盖（tectum）、被盖（tegmentum）和大脑脚底（basis pedunculi）。顶盖位于中脑水管的后方，构成中脑的顶，包括上丘和下丘。被盖位于顶盖和大脑脚底之间，含有脑神经核与上行的感觉传导纤维。大脑脚底构成中脑的底，含有皮质脊髓束、皮质核束，及皮质脑桥束等下行的纤维束。被盖与大脑脚底合称大脑脚（cerebral peducle）。顶盖前区（pretectum，or pretectal area）位于上丘与间脑的缰三角之间。

（1）下丘核（nucleus of inferior colliculus），位于下丘的深面，由明显的中央核及周围的薄层白质构成。为听觉传导通路的重要中继站，接受外侧丘系的大部分纤维，传出纤维经下丘臂投射至内侧膝状体。同时也是重要的听觉反射中枢，发出纤维至上丘，再经顶盖脊髓束终止于脑干和脊髓，参与听觉反射活动。

（2）上丘（superior colliculus），位于中脑顶盖，由浅入深呈灰、白质相间排列的板层结构，在人类构成重要的视觉反射中枢。

上丘浅层的传入纤维主要来自视网膜节细胞的轴突、额叶皮质（8 区）和枕叶皮质（19 区）眼相关中枢的皮质顶盖纤维，以参与两眼的迅速扫视运动。与视野中的运动检测有关，从而有利于视觉定向，搜索和跟踪。上丘深层主要接受大脑皮质听觉中枢、下丘核和各类听觉中继核的传入纤维。

上丘的传出纤维主要由深层发出，绕过中脑的导水管周围灰质，在中脑水管腹侧交叉，称被盖背侧交叉（dorsal tegmental decussation），然后下行构成顶盖脊髓束（tectospinal tract）至颈髓节段灰质的中间带和前角内侧核，完成头、颈部的视、听反射活动。部分传出纤维到达脑干网状结构，或顶盖的其他核团，参与视觉和听觉刺激调控眼的位置的反射。

（3）顶盖前区（pretectal area），位于中脑上丘与间脑缰三角之间，导水管周围灰质的背外侧。其内有视束核、顶盖前区核等若干小核团，接受经视束和上丘臂走行的视网膜节细胞的轴突，传出的纤维经中脑水管腹侧交叉，或经后连合交叉，止于双侧动眼神经副核，协调双眼完成直接和间接瞳孔对光反射。

（4）红核（red nucleus），位于上丘层面的被盖部。在横切面上浑圆，稍显红色。在被盖部的中央，自上丘高度延续至间脑尾端。红核是躯体运动通路中的重要中继站，连接大脑皮质、小脑和脊髓，参与对躯体运动的调控，主要兴奋屈肌。

红核的传入纤维主要来源于双侧大脑皮质和对侧小脑皮质，还有苍白球、下丘脑、下丘、黑质和脊髓等。

红核主体由小型细胞组成，称小细胞部，发出中央被盖束，在同侧下行，止于下橄榄核。红核尾端腹内侧由大型细胞组成，称大细胞部，发出红核脊髓束（rubrospinal tract），形成被盖腹侧交叉（ventral tegmental decussation）下行至脊髓，终于前角运动神经元。其中一部分纤维终止于脑桥和延髓的网状结构（红核网状束）。此束主要兴奋屈肌运动神经元，同时抑制伸肌运动神经元，与皮质脊髓束一起对肢体远端肌肉的运动发挥重要影响。

（5）黑质（substantia nigra），仅见于哺乳类，在人类最为发达。位于中脑的大脑脚底和被盖之间，见于中脑的全长，延伸至间脑尾部。依据细胞构筑，黑质可分为腹侧的网状部（reticular part）和背侧的致密部（compact part）两部分。致密部含有黑色素，内有分泌多巴胺的神经元，发出纤维投射至基底核的尾状核和壳。网状部不含有黑色素，与苍白球的内侧段同源。黑质致密部的退行性改变与帕金森病相关。

（6）Cajal 中介核（interstitial nucleus of Cajal）和 Darkschewitsch 核（nucleus of Darkschewitsch），Cajal 中介核位于内侧纵束的头端，Darkschewitsch 核位于导水管周围灰质腹外侧、Cajal 中介核的背侧、动眼神经核的颅侧。通过内侧纵束等接受上丘、纹状体、前庭神经核的传入纤维，将神经冲动传递给动眼神经核和其他脑神经核。Cajal 中介核控制动眼神经，调节眼球垂直运动，维持头部姿势。Darkschewitsch 核与眼球运动和反射性凝视协调相关。

（二）脑干的白质

脑干的白质主要由长的上行纤维束、下行纤维束和出入小脑的纤维组成，与灰质和网状结构交织分布。

长的上行纤维束主要有内侧丘系、脊丘系、外侧丘系、三叉丘系等（表 9.4）。

表 9.4 长的上行纤维束

Table 9.4 Long ascending fibers

纤维束 tract	起始 origin	交叉 decussation	终止 termination	功能 function
内侧丘系 medial lemniscus	薄束核，楔束核 nucleus gracilis, nucleus cuneatus	延髓 medulla	丘脑腹后外侧核 ventral posterolateral nucleus of thalamus	传导对侧意识性本体感觉和精细触觉 mediates contralateral conscious proprioception and discriminative touch
脊丘系 spinal lemniscus	脊髓灰质后角 dorsal horn	脊髓 spinal cord	丘脑腹后外侧核 ventral posterolateral nucleus of thalamus	传导对侧粗触觉、压觉、痛觉和温度觉 mediates contralateral crude touch, pressure, pain and temperature sensations
三叉丘系 trigeminal lemniscus	三叉神经脊束核和三叉神经脑桥核 spinal trigeminal nucleus, and principal sensory nucleus of trigeminal nerve	延髓，脑桥 medulla, pons	丘脑腹后内侧核 ventral posteromedial nucleus of thalamus	传导对侧面部和口腔的疼痛、温度、精细和粗略触觉以及压力感觉 mediates pain, temperature, discriminative and crude touch and pressure sensations from the contralateral face and oral cavity
外侧丘系 lateral lemniscus	蜗神经核、上橄榄核 cochlear nuclei, superior olivary nucleus	双侧 bilateral	下丘核 nucleus of inferior colliculus	传递双耳听觉信息 relays auditory information from both ears

①自脊髓上行，进入脑干后合并，如脊髓丘脑侧束和脊髓丘脑前束，合并成脊丘系；

②自脊髓上行，进入脑干交换神经元后形成新的纤维束，如薄束和楔束交换神经元后形成内侧丘系；

③脑干出现新的纤维束，如三叉神经通路第二级神经元的纤维组成的三叉丘系、听觉传导通路第二级神经元的纤维组成的外侧丘系。

长的下行纤维束主要有锥体束（表9.5）及红核脊髓束、顶盖脊髓束、前庭脊髓束、网状脊髓束等（表9.6）。从大脑皮质下行的纤维束，如锥体束，主要走行在脑干的腹侧部进入脊髓。

出入小脑的纤维主要有脊髓小脑前、后束，楔小脑束等，形成小脑下脚、中脚和上脚。

1. 长的上行纤维束

1）**内侧丘系**（medial lemniscus）**和内侧丘系交叉**（decussation of medial lemniscus）：由薄束核和楔束核发出的纤维，呈弓状走向中央管的腹侧，称为内弓状纤维。在锥体交叉的正上方，左右交叉，称为内侧丘系交叉。交叉后的纤维转折向上，在中线两侧，下橄榄核内侧，形成背腹方向排列的纵行纤维束，称为内侧丘系。

内侧丘系为薄束核和楔束核发出的二级感觉纤维所组成，向上依次穿过延髓、脑桥和中脑，止于丘脑腹后外侧核。在延髓，其位于中线两侧，锥体的背侧；在脑桥，行于基底和被盖之间，纵行穿过斜方体；在中脑，斜行位于红核背外侧。内侧丘系传递对侧躯干、四肢的意识性本体感觉和精细触觉。

2）**脊丘系**（spinal lemniscus），**又称脊髓丘脑束**（spinothalamic tract）：为脊髓内脊髓丘脑侧束（lateral spinothalamic tract）和脊髓丘脑前束（anterior spinothalamic tract）的延续，侧束传导痛、温觉，前束传导粗触觉和压觉。两者在脑干内逐渐靠近，形成脊丘系。该纤维束与止于脑干网状结构的脊髓网状束、止于中脑顶盖和导水管周围灰质的脊髓中脑束相伴。在延髓，它们位于外侧区，下橄榄核的背外侧；在脑桥和中脑，位于内侧丘系的背外侧。脊丘系最后终止于丘脑腹后外侧核，传递对侧躯干、四肢的痛、温觉，粗略触觉和压觉。

3）**三叉丘系**（trigeminal lemniscus），**又称三叉丘脑束**（trigeminothalamic tract）：由三叉神经脊束核及大部分三叉神经脑桥核发的二级感觉纤维所组成。两个核团的传出纤维交叉至对侧上行，形成三叉丘脑束（三叉丘脑前束），于内侧丘系的背外侧走行，终止于丘脑腹后内侧核。主要传导对侧头面部皮肤、牙及口、鼻黏膜的痛温觉和触压觉。三叉神经脑桥核中部分神经元发出传导面部和口腔触、压觉的纤维直接进入同侧三叉丘脑束，止于同侧的丘脑腹后内侧核，形成三叉丘脑后束。

4）**外侧丘系**（lateral lemniscus）：由起自双侧蜗神经核和双侧上橄榄核的纤维组成。蜗神经核和上橄榄核发出的二、三级听觉纤维大部分经脑桥中、下部的被盖腹侧部横行，交叉至对侧，形成斜方体，然后在上橄榄核的外侧转折上行，构成外侧丘系。少部分纤维不交叉，加入同侧的外侧丘系上行。在脑桥，走行于被盖的腹外侧边缘部，

表 9.5 锥体束

Table 9.5 Pyramidal tract

纤维束 tract	起始 origin	交叉 decussation	脊髓 / 脑干中位置 spinal cord/ brainstem location	终止 termination	功能 function
皮质脊髓侧束 lateral corticospinal tract	布罗德曼分区 4、6、3、1、2 Brodmann's areas 4, 6, 3，1，2	锥体交叉 pyramidal decussation	外侧索 lateral funiculus	所有脊髓节段，主要是颈髓和腰骶髓节段，后角，中间带，前角 all spinal levels，primarily cervical and lumbosacral levels, dorsal horn, intermediate zone，ventral horn	感觉调节，随意运动（四肢肌肉） sensory modulation, voluntary movement（limb muscle）
皮质脊髓前束 anterior corticospinal tract	布罗德曼分区 4、6、3、1、2 Brodmann's areas 4, 6, 3，1，2	纤维在终端水平交叉 fibers decussate at level of termination	前索 anterior funiculus	颈胸髓节段，中间带，前角 cervical and thoracic levels, intermediate zone, ventral horn	随意运动（躯干肌肉） voluntary movement（axial muscle）
皮质核束 corticonuclear（corticobulbar）tract	布罗德曼分区 4、6、3、1、2 Brodmann's areas 4, 6, 3，1，2	一些纤维在终端附近交叉，其他保持同侧 some fibers decussate near termination；others remain ipsilateral	仅在脑干 brainstem only	脑神经感觉核和运动核，网状结构 cranial nerve sensory and motor nuclei，reticular formation	感觉调节，随意运动（颅部肌肉） sensory modulation, voluntary movement（cranial muscle）

表 9.6　其他下行控制运动的纤维

Table 9.6 Other descending fibers for controlling movement

纤维束 tract	起始 origin	交叉 decussation	脊髓 / 脑干中位置 spinal cord/ brainstem location	终止 termination	功能 function
红核脊髓束 rubrospinal tract	红核 red nucleus	中脑被盖腹侧 ventral midbrain tegmentum	外侧索 lateral funiculus	所有脊髓节段，中间带外侧区，前角 all spinal levels，lateral intermediate zone，ventral horn	随意运动（四肢肌肉），兴奋屈肌活动并抑制伸肌活动 voluntary movement（limb muscle），facilitates activity of flexor muscles and inhibits activity of extensor muscles
顶盖脊髓束 tectospinal tract	上丘 superior colliculus	中脑被盖背侧 dorsal midbrain tegmentum	前索 anterior funiculus	颈髓节段，中间带内侧区，前角 cervical levels，medial intermediate zone，ventral horn	协调颈部（头部）与眼球的运动 coordinates neck（head）with eye movements
前庭脊髓束 vestibulospinal tracts					
外侧前庭脊髓束 lateral	前庭外侧核 lateral vestibular nuclei	同侧 ipsilateral	前索 anterior funiculus	所有脊髓节段，中间带内侧区，前角 all spinal levels，medial intermediate zone，ventral horn	维持平衡，兴奋伸肌活动并抑制屈肌活动 balance，facilitates activity of extensor and inhibits flexor muscles
内侧前庭脊髓束 medial	前庭内侧核 medial vestibular nuclei	双侧 bilateral	前索 anterior funiculus	颈髓节段，中间带内侧区，前角 cervical levels，medial intermediate zone，ventral horn	头部位置 / 颈部肌肉 head position/neck muscles
网状脊髓束 reticulospinal tract					
脑桥（内侧）网状脊髓束 pontine（medial）	脑桥网状结构 pontine reticular formation	同侧 ipsilateral	前索 anterior funiculus	所有脊髓节段，中间带内侧区，前角 all spinal levels，medial intermediate zone，ventral horn	调控运动和姿势，躯干和四肢肌肉的反射活动 locomotion and postural control，reflex movement of axial and limb muscles
延髓（外侧）网状脊髓束 medullary（lateral）	延髓网状结构 medullary reticular formation	同侧 ipsilateral	外侧索 lateral funiculus	所有脊髓节段，中间带内侧区，前角 all spinal levels，medial intermediate zone，ventral horn	调控运动和姿势，躯干和四肢肌肉的反射活动 locomotion and postural control，reflex movement of axial and limb muscles

在中脑的下部进入下丘核，大部分纤维在此终止换元，部分纤维则止于内侧膝状体。外侧丘系主要传导双侧耳的听觉冲动。

5）**脊髓小脑束**：包括脊髓小脑前束（anterior spinocerebellar tract）和脊髓小脑后束（posterior spinocerebellar tract），此二束起自脊髓，行于延髓外侧的周边部，脊髓小脑后束在延髓上部参与构成小脑下脚进入小脑；脊髓小脑前束继续上行，在脑桥上部经小脑上脚进入小脑。二束传递躯干和下肢的非意识性本体感觉，参与本体感觉的反射活动。

6）**内侧纵束**（medial longitudinal fasciculus）：来自前庭神经核等众多核团，前庭神经核发出的纤维部分交叉至对侧，部分不交叉，然后在室底灰质的腹侧，紧靠中线两侧走行。部分纤维上行止于双侧动眼神经核、滑车神经核和展神经核；部分纤维下行构成内侧纵束的降部，止于颈髓节段灰质的中间带和前角内侧核。内侧纵束的功能主要是协调眼外肌之间的运动，调节眼球的慢速运动和头部姿势。

2. 长的下行纤维束

1）**锥体束**（pyramidal tract）：主要由大脑皮质中央前回及中央旁小叶前部的锥体细胞（包括巨型的 Betz 细胞）发出的轴突构成，也有纤维发自额顶叶的其他皮质区。经过端脑内囊进入脑干腹侧部，穿过中脑的大脑脚底中 3/5、脑桥基底部和延髓的锥体。锥体束由皮质脊髓束和皮质核束构成，均由上运动神经元的纤维组成。

（1）皮质脊髓束（corticospinal tract）：与控制随意的，独立的，熟练的运动有关，尤其是四肢远端的运动。发自运动和感觉皮层，包括初级运动皮层，通过放射冠、内囊、大脑脚、脑桥腹侧部到达延髓。75% ~ 90% 的纤维在锥体交叉处交叉，进入对侧皮质脊髓侧束（lateral corticospinal tract）。10% ~ 25% 的纤维保留在同侧，进入皮质脊髓前束（anterior corticospinal tract），在纤维末端附近，脊髓白质前连合处交叉。大约 55% 的皮质脊髓束在颈髓终止，20% 在胸髓终止，25% 在腰骶髓节段终止。

（2）皮质核束（corticonuclear tract），又称皮质延髓束（corticobulbar fibers）：发自初级运动皮层（4 区）、前运动皮层（6 区）和感觉皮层（3、1、2 区）。经内囊膝下行，位于皮质脊髓束前方，终止于脑神经的一般躯体运动核或特殊内脏运动核。①投射到双侧 CN V 三叉神经，CN IX 舌咽神经，CN X 迷走神经和 CN XI 副神经的下运动神经元，三叉神经运动核、疑核和副神经核。②不投射到 CN III 动眼神经，CN IV 滑车神经和 CN VI 展神经的运动核。来自额叶（8 区）和顶叶眼运动区的纤维下行，终止于中脑和脑桥的相关中枢，控制眼球运动。③对 CN VII 面神经下运动神经元的支配：双侧投射到支配面部上半部肌肉的面神经核部分，而仅投射到对侧支配面部下半部肌肉的面神经核部分。④主要投射到对侧 CN XII 舌下神经的下运动神经元，舌下神经核。

2）**红核脊髓束**（rubrospinal tract）：起自中脑红核，接收来自大脑运动皮质和小脑的传入纤维。向腹内侧走行，形成被盖腹侧交叉，纤维交叉至对侧，在脊髓外侧索内下行，位于皮质脊髓侧束腹外侧，并与之有部分混合。此束可兴奋屈肌运动神经元，调节屈肌的肌张力，并可与皮质脊髓侧束一起对肢体远端肌肉运动发挥重要影响。是大脑运动皮质和小脑通过锥体外系调节脊髓运动活性的途径之一。

3）**顶盖脊髓束**（tectospinal tract）：主要起自中脑上丘，接受视觉信息传入。向腹内侧走行，于导水管周围灰质腹侧经被盖背侧交叉越边，在前索内前正中裂附近下行，终止于颈髓上段 VI ~ VIII 层。调节视觉刺激诱发的反射活动，与调控颈肌的运动神经元形成多突触联系，参与完成视觉、听觉的姿势反射活动。

4）**前庭脊髓束**（vestibulospinal tract）：起于前庭神经核，接收内耳迷路和小脑的信息传入。

（1）前庭脊髓外侧束（lateral vestibulospinal tract），即前庭脊髓束：起于前庭外侧核，在同侧前索外侧部下行，止于脊髓灰质 VIII 层和部分 VII 层。主要兴奋伸肌运动神经元，控制伸肌的肌张力，对抗重力维持姿势，在调节身体平衡中起作用。

（2）前庭脊髓内侧束（medial vestibulospinal tract），即内侧纵束的降支：起于前庭内侧核，位于前索前正中裂附近，终于脊髓灰质 VII 层、VIII 层，中继后影响前角运动神经元，稳定头部的姿势。

5）**网状脊髓束**（reticulospinal tract）：起自脑桥和延髓的网状结构，包括脑桥网状脊髓束（pontine reticulospinal tract），又称内侧网状脊髓束（medial reticulospinal tract）、延髓网状脊髓束（medullary reticulospinal tract），又称外侧网状脊髓束（lateral reticulospinal tract）。大部分在同侧下行，行于白质前索和外侧索前内侧部，止于脊髓灰质 VII 层、VIII 层。有兴奋或抑制 α 和 γ 运动神经元的作用。通过控制 α 和 γ 运动神经元的活动影响随意运动，反射活动和肌张力，并可调节循环系统的升压和降压作用，以及参与呼吸调控。

（三）脑干网状结构

在导水管周围灰质、第四脑室室底灰质和延髓中央灰质的腹外侧，脑干被盖的广大区域内，除了明显的脑神经核、中继核和长的纤维束外，尚有神经纤维纵横交织成网状，其间散在有大小不等的神经细胞团块的结构，称为脑干网状结构（reticular formation of brain stem）。

网状结构在进化上比较古老。在原始脊椎动物的脑干中，虽有大量的神经组织，但未构成明确的神经核和纤维束，而是弥散地排列成网状。在动物的进化过程中，随着大脑新皮质的发展，产生了脊髓与大脑皮质间相互联系的纤维束，同时脑干也出现一些大的核团，如下橄榄核、黑质和红核。在高等脊椎动物中，原始的网状结构并未消失，而是高度发达，在脑内所占区域扩大，细胞数量增多，核团分化和纤维联系更为复杂，仍然保持着多神经元或多突触的形态特征，是脑干的一个重要组成部分。

1. 脑干网状结构的主要核团

虽然网状结构核团内的细胞并非紧密聚集，大多核团边界不甚分明，但网状结构并非杂乱无章，根据细胞构筑、位置和纤维联系，脑干网状结构大致可分为4个区：中间带、旁正中带、内侧区和外侧区。

1）**中间带**（median zone），**即中缝核群**（midline raphe）：位于脑干中缝，为若干个相连续的细胞窄带，主要由5-羟色胺能神经元构成。由延髓至中脑依次分布有中缝隐核、中缝苍白核、中缝大核、脑桥中缝核、中央上核、中缝背核、中间线形核和嘴侧线形核等。

中缝核群接受双侧大脑皮质、同侧小脑、中脑导水管周围灰质和脊髓等部位的传入纤维。传出纤维多分为升支和降支：降支多至延髓核团和脊髓后角；升支向后至小脑，向上至中脑导水管周围灰质、丘脑、下丘脑、纹状体、隔区、杏仁体、海马结构和大脑皮质等。中缝核群神经元投射到与睡眠有关的大脑高级中枢，并且投射到三叉神经脊束核及脊髓后角，调节或抑制伤害感觉信息的传递。

2）**旁正中带**（paramedian zone）：通过与大脑皮质、小脑、前庭核和脊髓的联系，旁正中带核团在与复杂运动相关的反馈系统中发挥作用。

3）**内侧区**（medial zone），**又称内侧核群**（medial nuclear group）：约占网状结构的内侧2/3。以大、中型神经元为主，有的甚至为巨型神经元。包括延髓的巨细胞网状核、脑桥的脑桥尾侧、嘴侧网状核和中脑的楔形核和楔形下核。

大型神经元的树突少而较长，垂直于脑干长轴向各方伸展，接受多方面的神经冲动。主要接受外侧核群、脊髓和所有脑神经感觉核的传入纤维，也接受双侧大脑皮质、嗅脑的嗅觉及中脑顶盖视、听觉的传入纤维。

内侧核群发出大量的上、下行纤维束，轴突长且分支多，分升支、降支和侧支，升支可达间脑甚或大脑，降支进入脊髓，侧支联系其他网状结构神经元和其他核团。广泛投射到中枢神经的许多部位，构成脑干网状结构的“效应区”。影响自主神经系统活动，觉醒以及躯干和肢体近端肌肉的运动控制。

4）**外侧区**（lateral zone），**又称外侧核群**（lateral nuclear group）：位于内侧核群的外侧，约占网状结构的外侧1/3，主要由小型的肾上腺素或去甲肾上腺素能神经元组成，包括延髓和脑桥的腹侧网状核、背侧网状核、小细胞网状核，中脑的臂旁内、外侧核和脚桥被盖核等。

其树突分支多而长，接受长的上行感觉纤维束的侧支、对侧红核和脊髓网状束的纤维；轴突短，一般终止于内侧核群。外侧区是脑干网状结构的“感受区”，接收感觉信息，进行整合，然后将其中继到内侧区。

2. 脑干网状结构的功能

1）**对睡眠、觉醒和意识状态的影响**：早上醒来，白天保持清醒，晚上入睡，维持昼夜节律是脑干网状结构的主要功能。脑干网状结构通过上行网状激动系统参与睡眠-觉醒周期和意识状态的调节。

上行网状激动系统（ascending reticular activating system，ARAS）：是维持大脑皮

质觉醒状态的功能系统，包括向脑干网状结构的感觉传入、脑干网状结构内侧核群向间脑的上行投射，以及间脑至大脑皮质的广泛区域投射。

上行网状激动系统虽然也将各种感觉信息多突触地传入大脑皮质，但传导途径的结构和功能与丘系系统（内侧丘系、脊丘系、三叉丘系和外侧丘系）不同。

经丘系系统传导的感觉信息自丘脑腹后核投射至大脑皮质特定的感觉区，具有高度的特异性，定位明确，能够清楚地识别出刺激的性质和数量。

而通过脑干网状结构传导的各种一般感觉和伤害性感觉信息，经上行感觉通路（三叉丘脑束、脊髓丘脑束、脊髓网状束等）传入脑干网状结构外侧区的小细胞网状核，信息整合处理后传至网状结构内侧区，再经中央被盖束，传递至下丘脑和丘脑板内核，进而投射至大脑皮质的广泛区域。在此过程中，各种感觉均传入网状结构这个多突触的通路中，使神经冲动得到汇集和分散，使特异性的感觉信息转化为非特异性的信息，对于维持睡眠 - 觉醒状态，即入睡、唤醒、警觉和注意，起决定性作用。

上行网状激动系统可使大脑皮质保持适度的意识和清醒，从而对各种传入信息保持良好的感知能力。该系统受损，导致不同程度的意识障碍，甚至深度昏迷。一些麻醉药物就是通过阻滞该系统的某个环节而发挥作用。

2）**对躯体运动的控制**：皮质网状纤维（corticoreticular fibers）终止于双侧脑桥、延髓网状结构的内侧区（效应区），调解网状延髓束（reticulobulbar tract）与网状脊髓束（reticulospinal tract）的活动。脑桥（内侧）网状脊髓束对躯干与肢体近端肌肉的影响为兴奋伸肌，抑制屈肌。延髓（外侧）网状脊髓束对躯干与肢体近端肌肉的影响为抑制伸肌，兴奋屈肌。

脑干网状结构与锥体系和锥体外系有关，直接或间接调节躯体运动。其调控作用有抑制和易化两种效应。

抑制区（inhibitory area）位于延髓网状结构的腹内侧区。刺激此区可以强烈地抑制脊髓牵张反射时的伸肌活动，降低肌张力。易化区（facilitatory area）的范围较大，贯穿脑干全长，包括位于延髓网状结构的背外侧区、脑桥被盖、中脑的中央灰质及被盖。电刺激易化区的任一水平，均可引起双侧易化效应，主要作用于伸肌。易化区还接受纹状体、下丘脑、小脑、前庭核、脊髓上行的感觉通路侧支等结构的影响，使易化区的活动减弱或增强。

在中脑上丘、下丘间横断的动物，由于端脑、间脑的下行纤维被切断，抑制区的传入联系中断，而易化作用仍存在，抑制与易化作用失去平衡，出现去大脑僵直（decerebrate rigidity），主要表现为伸肌紧张性增强。

锥体束损伤出现痉挛性瘫痪（spastic paralysis）可能的原因：①大脑皮质神经元（上运动神经元）对下位运动神经元（下运动神经元）的抑制性作用消失；②网状结构抑制区的效应减弱；③网状结构易化区的作用相对加强。

3）**对躯体感觉的调节**：网状结构对传入中枢的感觉信息有修正、加强和抑制等方面的影响。中缝核抑制或调节伤害性感觉信息在感觉传导通路中从一级感觉神经元向二级投射神经元的传输。各条感觉传导通路的各级神经元均接受网状结构的传入影响，突触前或突触后的易化或抑制。

4）**对内脏活动的调节：**在脑干网状结构中，存在着由许多调节内脏活动的神经元，构成呼吸中枢和心血管运动中枢等重要的生命中枢。脑干损伤，会导致呼吸、循环障碍，甚至危及生命。

5）**对脑神经活动的调节：**网状结构中含有位于脑神经核附近的中间神经元，参与脑神经反射活动相关的协调。

6）**对内分泌系统的调节：**通过对下丘脑激素释放的调解，进而影响垂体的活动。

三、脑干各部代表性横切面

主要介绍 7 个代表层面：①延髓的 3 个层面：锥体交叉层面、内侧丘系交叉层面、橄榄中部层面。②脑桥的 2 个层面：面神经丘层面、三叉神经核层面。③中脑的 2 个层面：下丘层面、上丘层面。

（一）延髓的代表性横切面（表 9.7）

1. 锥体交叉节段切面

1）主要结构：

（1）腔，为中央管。

（2）神经核，包括薄束核、楔束核、三叉神经脊束核、副神经核。

（3）运动性纤维束，包括锥体（皮质脊髓束）交叉、锥体。

（4）感觉性纤维束，包括三叉神经脊束、脊髓小脑后束、脊髓丘脑侧束、脊髓小脑前束。

2）主要特点：

（1）外形轮廓与颈髓外形变化不大。

（2）最明显的特点是：延髓腹侧的锥体交叉。

（3）薄束与楔束的深面出现薄束核与楔束核。

（4）脊髓丘脑束、脊髓小脑前后束和红核脊髓束仍在相当脊髓白质外侧索的位置。

（5）相当脊髓灰质后角的位置，有三叉神经脊束与三叉神经脊束核。

（6）相当脊髓灰质前角外侧部的位置，有副神经核。

2. 内侧丘系交叉节段切面

1）主要结构：

（1）腔，为中央管。

（2）神经核，包括薄束核、楔束核、三叉神经脊束核、副神经核、舌下神经核。

表 9.7 延髓不同层面的主要结构

Table 9.7 Major structures of the different levels of the medulla oblongata

层面 level	腔 cavity	神经核 nuclei	运动性纤维束 motor tracts	感觉性纤维束 sensory tracts
锥体交叉层面 decussation of pyramids	中央管 central canal	薄束核、楔束核、三叉神经脊束核、副神经核 nucleus gracilis, nucleus cuneatus, spinal trigeminal nucleus, accessory nucleus	皮质脊髓束交叉，锥体 decussation of corticospinal tracts, pyramids	三叉神经脊束、脊髓小脑后束、脊髓小脑前束、脊髓丘脑侧束 spinal tract of trigeminal nerve, posterior spinocerebellar tract, anterior spinocerebellar tract, lateral spinothalamic tract
内侧丘系交叉层面 decussation of medial lemnisci	中央管 central canal	薄束核、楔束核、三叉神经脊束核、副神经核、舌下神经核 nucleus gracilis, nucleus cuneatus, spinal trigeminal nucleus, accessory nucleus, hypoglossal nucleus	锥体 pyramids	内侧丘系交叉、薄束、楔束、三叉神经脊束、脊髓小脑后束、脊髓小脑前束、脊髓丘脑侧束 decussation of medial lemnisci, fasciculus gracilis, fasciculus cuneatus, spinal tract of trigeminal nerve, posterior spinocerebellar tract, anterior spinocerebellar tract, lateral spinothalamic tract
橄榄层面 olives	第四脑室 fourth ventricle	下橄榄核、三叉神经脊束核、前庭神经核、迷走神经背核、舌下神经核、孤束核、疑核 inferior olivary nucleus, spinal trigeminal nucleus, vestibular nuclei, dorsal nucleus of vagus nerve, hypoglossal nucleus, solitary nucleus, nucleus ambiguus	锥体、内侧纵束、顶盖脊髓束 pyramids, medial longitudinal fasciculus, tectospinal tract	内侧丘系、三叉神经脊束、脊髓丘脑侧束、脊髓小脑前束 medial lemnisci, spinal tract of trigeminal nerve, lateral spinothalamic tract, anterior spinocerebellar tract

（3）运动性纤维束，包括锥体。

（4）感觉性纤维束，包括内侧丘系交叉、薄束、楔束、三叉神经脊束、脊髓小脑后束、脊髓丘脑侧束、脊髓小脑前束。

2）**主要特点：**

（1）外形轮廓与锥体交叉节段切面外形变化不大。

（2）最明显的特点是薄束核与楔束核发出内弓状纤维，绕中央管腹侧，在中线越边交叉形成内侧丘系交叉。交叉后的纤维在中线两侧上行构成内侧丘系。

（3）腹侧有锥体束构成锥体。

（4）中央灰质内，自腹内侧向背外侧有：舌下神经核、迷走神经背核、孤束核。

（5）其他上下行纤维束位置同锥体交叉节段切面。

3. 橄榄中部切面

1）主要结构：

（1）腔，为第四脑室。

（2）神经核，包括下橄榄核、三叉神经脊束核、前庭神经核、迷走神经背核、舌下神经核、疑核、孤束核。

（3）运动性纤维束，包括锥体、内侧纵束、顶盖脊髓束。

（4）感觉性纤维束，包括内侧丘系、三叉神经脊束、脊髓丘脑侧束、脊髓小脑前束。

2）主要特点：

（1）最显著的变化是锥体束的背外侧出现下橄榄核。

（2）中央管向背侧敞开，形成第四脑室。

（3）室底灰质从内向外依次为舌下三角深面有舌下神经核；迷走三角深面为迷走神经背核；前庭区含有前庭神经核；孤束核及孤束位于迷走神经背核与前庭神经核之间的深方。疑核位于室底灰质与下橄榄核之间的网状结构中。

（4）脊髓小脑后束加入小脑下脚。背外侧的其他传导束位置不变。

（5）在中线两旁，由腹侧向背侧依次是锥体束、内侧丘系、顶盖脊髓束、内侧纵束。

（6）在锥体束与下橄榄核之间有舌下神经根丝出脑。

（7）在橄榄背方有迷走神经出脑。

（二）脑桥的代表性横切面（表9.8）

脑桥可分为腹侧部和背侧部。腹侧部膨大，称为基底部（basilar part）；背侧部，较小，称为被盖（tegmentum）。内侧丘系转折90°，几乎呈水平位，是脑桥基底部和被盖部的分界。

1. 面神经丘切面

1）主要结构：

（1）腔，为第四脑室。

（2）神经核，包括面神经核、展神经核、前庭神经核、三叉神经脊束核、脑桥核。

（3）运动性纤维束，包括皮质脊髓束和皮质核束、横行的脑桥纤维、内侧纵束。

（4）感觉性纤维束，包括三叉神经脊束、外侧丘系、脊丘系、内侧丘系。

表 9.8 脑桥不同层面的主要结构

Table 9.8 Major structures of the different levels of the pons

层面 level	腔 cavity	神经核 nuclei	运动性纤维束 motor tracts	感觉性纤维束 sensory tracts
面神经丘层面 facial colliculus	第四脑室 fourth ventricle	面神经核、展神经核、前庭神经核、三叉神经脊束核、脑桥核 facial nucleus, abducens nucleus,vestibular nuclei，spinal trigeminal nucleus, pontine nuclei	皮质脊髓束和皮质核束、脑桥横纤维、内侧纵束 corticospinal and corticonuclear tracts，transverse pontine fibers，medial longitudinal fasciculus	三叉神经脊束、外侧丘系、脊丘系、内侧丘系 spinal tract of trigeminal nerve，lateral，spinal，and medial lemnisci
三叉神经核层面 trigeminal nuclei	第四脑室 fourth ventricle	三叉神经脑桥核、三叉神经运动核、脑桥核 principal sensory nucleus of trigeminal nerve, trigeminal motor nucleus, pontine nuclei	皮质脊髓束和皮质核束、脑桥横纤维、内侧纵束 corticospinal and corticonuclear tracts，transverse pontine fibers，medial longitudinal fasciculus	外侧丘系、脊丘系、内侧丘系 lateral，spinal，and medial lemnisci

2）主要特点：

（1）腹侧膨大的为脑桥基底，内含①纵行纤维：锥体束和皮质脑桥束；②横行纤维：脑桥核发出的脑桥小脑纤维，交叉至对侧构成小脑中脚进入对侧小脑；③散在的脑桥核。

（2）被盖部背侧为第四脑室。被盖与基底交界处，有斜方体的纤维在中线交叉，横向穿过内侧丘系，在被盖外侧部上橄榄核的外侧上行，构成外侧丘系。

（3）室底灰质：内侧部面神经丘深方含面神经膝和展神经核。外侧部的前庭区深方为前庭神经核。

（4）面神经核位于上橄榄核的背侧，发出纤维绕展神经核，形成面神经膝，再折向腹外侧，经面神经核外侧出脑。

（5）三叉神经脊束和三叉神经脊束核位于面神经核背外方。

（6）三叉丘系紧邻内侧丘系的背侧边缘。脊丘系与三叉丘系伴行。外侧丘系在脊丘系的背外侧。

（7）内侧纵束和顶盖脊髓束仍位于中线原位。

2. 脑桥中部三叉神经核切面

1）主要结构：

（1）腔，为第四脑室。

（2）神经核，包括三叉神经脑桥核、三叉神经运动核、脑桥核。

（3）运动性纤维束，包括皮质脊髓束和皮质核束、横行的脑桥纤维、内侧纵束。

（4）感觉性纤维束，包括外侧丘系、脊丘系、内侧丘系。

2）主要特点：

（1）脑桥基底部宽大，内容与面神经丘切面相同。

（2）被盖部背侧，第四脑室缩小。脑室侧壁自内向外为小脑上、下、中三对脚。

（3）被盖外侧部，三叉神经根斜穿小脑中脚入脑。三叉神经脑桥核和三叉神经运动核位于根的两侧。

（4）其余上下行纤维束位置同面神经丘切面。

（三）中脑的代表性横切面（表9.9）

中脑可分为三个区域，从背侧到腹侧：顶盖（tectum），被盖（tegmentum）和大脑脚底（basis pedunculi）。被盖和大脑脚底构成大脑脚（cerebral peduncle）。上、下丘位于顶盖。

1. 下丘节段切面

1）主要结构：

（1）腔，为中脑水管（大脑导水管）。

（2）神经核，包括下丘、黑质、滑车神经核、三叉神经中脑核。

（3）运动性纤维束，包括皮质脊髓束和皮质核束、额桥束、顶桥束、枕桥束、颞桥束、内侧纵束。

（4）感觉性纤维束，包括外侧丘系、三叉丘系、脊丘系、内侧丘系、小脑上脚交叉。

2）主要特点：

（1）背侧有隆起的下丘，属于顶盖。

（2）中脑的室腔为中脑水管；四周为导水管周围灰质，有滑车神经核，发出的纤维在上髓帆交叉后出脑。

（3）切面的其余部分称大脑脚，大脑脚的腹侧部为大脑脚底，自内向外有额桥束、锥体束、顶、枕、颞桥束。

（4）大脑脚底的背侧为黑质。

（5）黑质与导水管周围灰质之间为中脑被盖。

（6）在被盖的腹外侧边缘自内向外依次为内侧丘系、三叉丘系、脊丘系和外侧丘系。

（7）在被盖的腹内侧有小脑上脚交叉、红核脊髓束。

表 9.9 中脑不同层面的主要结构

Table 9.9 Major structures of the different levels of the midbrain

层面 level	腔 cavity	神经核 nuclei	运动性纤维束 motor tracts	感觉性纤维束 sensory tracts
下丘层面 inferior colliculus	大脑导水管 cerebral aqueduct	下丘、黑质、滑车神经核、三叉神经中脑核 inferior colliculus, substantia nigra, trochlear nucleus, mesencephalic nucleus of trigeminal nerve	皮质脊髓束和皮质核束、颞桥束、额桥束、内侧纵束 corticospinal and corticonuclear tracts, temporopontine tract, frontopontine tract, medial longitudinal fasciculus	外侧丘系、三叉丘系、脊丘系、内侧丘系、小脑上脚交叉 lateral, trigeminal, spinal, and medial lemniscus; decussation of superior cerebellar peduncles
上丘层面 superior colliculus	大脑导水管 cerebral aqueduct	上丘、黑质、动眼神经核、动眼神经副核、红核、三叉神经中脑核 superior colliculus, substantia nigra, oculomotor nucleus, Edinger-Westphal nucleus, red nucleus, mesencephalic nucleus of trigeminal nerve	皮质脊髓束和皮质核束、颞桥束、额桥束、内侧纵束、红核脊髓束交叉 corticospinal and corticonuclear tracts, temporopontine tract, frontopontine tract, medial longitudinal fasciculus, decussation of rubospinal tract	三叉丘系、脊丘系、内侧丘系 trigeminal, spinal, and medial lemniscus

2. 上丘节段切面

1）主要结构：

（1）腔，为中脑水管。

（2）神经核，包括上丘、黑质、动眼神经核、动眼神经副核、红核、三叉神经中脑核。

（3）运动性纤维束，包括皮质脊髓束和皮质核束、额桥束、顶桥束、枕桥束、颞桥束、内侧纵束、红核脊髓束交叉。

（4）感觉性纤维束，包括三叉丘系、脊丘系、内侧丘系。

2）主要特点：

（1）背侧的隆起称上丘。

（2）导水管周围灰质的腹侧有动眼神经核和动眼神经副核，发出的纤维行向腹侧，经大脑脚底内侧出脑。

（3）被盖腹内侧部有大而圆的红核。

（4）红核之间的交叉纤维是：顶盖脊髓束的交叉纤维、红核脊髓束的交叉纤维。

（5）红核的外侧有内侧丘系、三叉丘系和脊丘系移向背侧。

（6）大脑脚底和黑质结构同下丘节段。

四、代表性脑干损伤及其临床表现

脑干的血供来自脊髓前动脉、椎动脉、小脑后下动脉、小脑前下动脉、小脑上动脉、大脑后动脉和基底动脉。这些动脉再发出分支：旁中央支、短旋支和长旋支，供应脑干各部。旁中央支闭塞导致内侧脑干综合征，周围支闭塞导致外侧脑干综合征。

脑干不同层面的血供情况：①延髓内侧丘系交叉层面，从腹侧到背侧依次为脊髓前动脉、椎动脉、脊髓后动脉。②延髓橄榄层面，腹侧到背侧依次为椎动脉（旁正中支、短旋支），小脑下后动脉（长旋支）。③脑桥层面，腹侧到背侧依次为基底动脉（旁正中支、短旋支）、小脑下前动脉和基底动脉（长旋支）。④中脑层面，腹侧到背侧依次为大脑后动脉（旁正中支、短旋支）、大脑后动脉和基底动脉（长旋支）。

1. 延髓内侧综合征

延髓内侧综合征（medial medullary syndrome），如为单侧损伤，又称为下交叉性偏瘫，舌下神经交叉性偏瘫（alternating hypoglossal hemiplegia），Dejerine 综合征。通常由脊髓前动脉或椎动脉的延髓支阻塞所致。

主要受损结构及临床表现：

1）**锥体束损伤：**对侧上、下肢痉挛性瘫痪。

2）**内侧丘系损伤：**对侧肢体意识性本体感觉和精细触觉障碍。

3）**舌下神经根丝损伤：**同侧舌肌核下瘫，弛缓性瘫痪，伸舌时舌尖偏向患侧。

2. 延髓外侧综合征

延髓外侧综合征（lateral medullary syndrome），又称 Wallenberg 综合征，由椎动脉的延髓支或小脑下后动脉阻塞所致。

主要受损结构及临床表现：

1）**伤及前庭神经核：**眩晕、恶心、呕吐，眼球震颤。

2）**小脑下脚损伤：**同侧肢体共济失调。

3）**疑核损伤：**同侧软腭、咽喉肌麻痹，造成吞咽困难，构音障碍、声音嘶哑。

4）**脊髓丘脑束损伤：**对侧肢体痛温觉障碍。

5）**三叉神经脊束和三叉神经脊束核损伤：**同侧头面部痛温觉障碍。

6）**交感下行通路受损：**同侧 Horner 综合征，表现为上睑轻度下垂，瞳孔缩小、眼球内陷，血管扩张，面部皮肤干燥潮红及汗腺分泌障碍。

3. 脑桥基底部综合征

脑桥基底部综合征（basal pontine syndrome），如为单侧损伤，又称为中交叉性偏瘫，展神经交叉性偏瘫（alternating abducent hemiplegia），Raymond 综合征。由基底动脉的脑桥支阻塞所致。

主要受损结构及临床表现：

1）**展神经根丝损伤**：同侧眼外直肌麻痹，内斜视。

2）**皮质脊髓束受损**：对侧上、下肢痉挛性瘫痪。

3）**皮质核束损伤**：对侧面神经及舌下神经核上瘫，对侧眼裂以下面肌及舌肌瘫痪。

4）**脑桥基底部和小脑中脚受损**：同侧肢体共济失调。

5）**内侧丘系受损**：对侧肢体意识性本体感觉和精细触觉障碍。

4. 脑桥背侧部综合征

脑桥背侧部综合征（dorsal pontine syndrome），通常由小脑下前动脉或小脑上动脉的背外侧支阻塞，引起一侧脑桥尾侧或颅侧部的被盖梗死所致。

以脑桥尾侧被盖损伤为例，主要受损结构及临床表现：

1）**面神经核受损**：同侧面肌麻痹，角膜反射和镫骨反射丧失。

2）**蜗神经核受损**：单侧中枢性耳聋。

3）**前庭神经核受损**：眩晕，恶心，呕吐，眼球震颤。

4）**三叉神经脊束和核受损**：同侧头面部痛温觉障碍。

5）**小脑下脚和小脑中脚受损**：同侧肢体共济失调，步态不稳。

6）**脊髓丘脑束受损**：对侧肢体痛温觉障碍。

7）**交感下行通路受损**：同侧 Horner 综合征，表现为上睑下垂，瞳孔缩小，半侧无汗，血管扩张，眼球内陷。

5. 大脑脚底综合征

大脑脚底综合征（peduncular syndrome），如为单侧损伤，又称为上交叉性偏瘫，动眼神经交叉性偏瘫（alternating oculomotor hemiplegia），Weber 综合征。

由大脑后动脉的中脑分支阻塞，或大脑动脉环的动脉瘤破裂所致。

主要受损结构及临床表现：

1）**动眼神经根丝损伤**：同侧除外直肌和上斜肌以外的所有眼外肌麻痹，眼球外展和内陷，严重上睑下垂，瞳孔固定和散大。

2）**皮质脊髓束受损**：对侧上、下肢痉挛性瘫痪。

3）**皮质核束损伤**：对侧面神经和舌下神经核上瘫。

6. 本尼迪克特综合征

本尼迪克特综合征（Benedikt syndrome），大脑后动脉的中脑旁正中支阻塞或出血所致，累及同侧中脑被盖的腹内侧部。

主要受损结构及临床表现：

1）**动眼神经根丝损伤**：同侧除外直肌和上斜肌以外的所有眼外肌麻痹，眼球外展和内陷，严重上睑下垂，瞳孔固定和散大。

2）**红核和齿状核红核丘脑束受损**：对侧小脑性共济失调和意向性震颤。

3）**内侧丘系受损**：对侧肢体意识性本体感觉和精细触觉障碍。

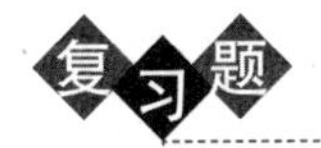

一、名词解释

1. 内侧丘系（medial lemniscus）
2. 脊丘系（spinal lemniscus）
3. 三叉丘系（trigeminal lemniscus）
4. 外侧丘系（lateral lemniscus）
5. 内侧纵束（medial longitudinal fasciculus）
6. 黑质（substantia nigra）

二、问答题

1. 脑干包括哪几部分，分别与哪几对脑神经相连，其相连部位在何处？
2. 脑干内有几种性质的脑神经核团，各包括哪些脑神经核？分别与哪些脑神经相连？
3. 脑干内感觉性传导通路的中继核有哪些，功能是什么？
4. 什么是皮质核束，投射至何处？
5. 什么是脑干的网状结构？其主要功能是什么？
6. 什么是舌下神经交叉性偏瘫？
7. 什么是展神经交叉性偏瘫？
8. 什么是动眼神经交叉性偏瘫？
9. 什么是本尼迪克特综合征？

第10章 小 脑

小脑（cerebellum）位于颅后窝，脑干的背侧，覆盖第四脑室，上方隔小脑幕与大脑半球枕叶相邻。中枢神经系统中大约一半的神经元位于小脑。小脑是重要的运动调节中枢（非意识水平的调节），维持平衡，调节姿势和肌肉张力，并协调随意运动。小脑损伤时还会出现非运动功能的缺陷，如语言障碍、决策障碍等，提示小脑也具有非运动功能。

一、小脑的外形

小脑两侧的隆起，称为小脑半球（cerebellar hemispheres）；中间部狭窄，称为小脑蚓（vermis），上面称为上蚓，下面称为下蚓。小脑蚓的前、后缘，称小脑前、后切迹（anterior and posterior cerebellar notches）。小脑蚓的上面略高出小脑半球；下面凹陷于两半球之间，从前向后依次为小结（nodule）、蚓垂（uvula of vermis）、蚓锥体（pyramid of vermis）和蚓结节（tuber of vermis）。小结向两侧以绒球脚（peduncle of flocculus）与位于小脑半球前缘的绒球（flocculus）相连。

在小脑半球下面的前内侧，各有一突出部，称为小脑扁桃体（cerebellar tonsil）。小脑扁桃体紧邻延髓和枕骨大孔的两侧，当颅内压增高时，小脑扁桃体有可能被挤压入枕骨大孔，形成枕骨大孔疝，或称小脑扁桃体疝，压迫延髓，危及生命。

1. 小脑的分叶

小脑表面有许多相互平行的浅沟，将其分为许多狭窄的小脑叶片。小脑上面，前、中1/3交界处有一略呈V字形的深沟，称为原裂（primary fissure）；小脑下面，绒球和小结的后方有一深沟，为后外侧裂（posterolateral fissure）；在小脑半球后缘，有一明显的水平裂（horizontal fissure）。

根据原裂和后外侧裂的位置，以及小脑的发生，可将小脑分成三个叶：前叶、后叶和绒球小结叶，前叶和后叶合称小脑体（corpus of cerebellum）。

1）**绒球小结叶**（flocculonodular lobe）：位于小脑下面前方，由小脑半球的绒球和小脑蚓前端的小结构成，二者之间以绒球脚相连。

2）**前叶**（anterior lobe）：位于小脑上面，原裂以前的皮质结构。

3）**后叶**（posterior lobe）：位于原裂与后外侧裂之间的小脑皮质。

2. 小脑的纵行分区

除外绒球小结叶，根据小脑皮质浦肯野细胞轴突的投射规律，小脑可分成 3 个纵区：

1）**正中区**（median zone）：又称为蚓部（vermal zone），包括小脑蚓。

2）**旁正中区**（paramedian zone）：又称为旁蚓部（paravermal zone），包括小脑蚓两侧的小脑半球内侧部。

3）**外侧区**（lateral zone）：包括小脑半球外侧大部分。

二、小脑的内部结构

小脑由表面的皮质、深部的髓质以及小脑核构成。

（一）小脑皮质

1. 小脑皮质的分层

小脑皮质（cerebellar cortex）位于小脑表面，向内部深陷形成沟，将小脑表面分成许多大致平行的小脑叶片。根据细胞构筑，小脑皮质分为 3 层：浅层的分子层，中层的浦肯野细胞层，深层的颗粒层（表 10.1）。

表 10.1　小脑皮质

Table 10.1 Cerebellar cortex

层 layer	内容 contents	神经递质 neurotransmitter	突触 synapses
分子层 molecular	星状细胞 stellate cell	γ-氨基丁酸 GABA（gamma-aminobutyric acid）	从平行纤维接收兴奋性突触，与浦肯野细胞形成抑制性突触 receive excitatory synapses from parallel fibers, form inhibitory synapses with Purkinje cells
	篮状细胞 basket cell	γ-氨基丁酸 GABA	从平行纤维接收兴奋性突触，与浦肯野细胞形成抑制性突触 receive excitatory synapses from parallel fibers, form inhibitory synapses with Purkinje cells
浦肯野细胞层 Purkinje	浦肯野细胞 Purkinje cell	γ-氨基丁酸 GABA	与深部小脑核或前庭神经核形成抑制性突触 form inhibitory synapses in deep cerebellar nuclei or vestibular nuclei
颗粒细胞层 granular	颗粒细胞 granular cell	谷氨酸 glutamate	与浦肯野细胞、星状细胞、篮状细胞和高尔基细胞形成兴奋性突触 form excitatory synapses with Purkinje, stellate, basket, and Golgi cells
	高尔基细胞 Golgi cell	γ-氨基丁酸 GABA	在小脑小球中形成抑制性突触，调节苔藓纤维传递到颗粒细胞的信息 form inhibitory synapses in glomeruli; modulate mossy fiber signal transmission to granule cells

1）**分子层**（molecular layer）：是最厚的一层，主要由浦肯野细胞的树突和颗粒细胞轴突的分支，及攀缘纤维构成。包含星状细胞（stellate cell）和篮状细胞（basket cell）。

2）**浦肯野细胞层**（Purkinje cell layer）：浦肯野细胞（Purkinje cell）呈梨形或烧瓶形，是大型的多极细胞，树突伸入分子层反复分支，呈扁柏树支状，与平行纤维形成大量的突触联系。浦肯野细胞为含 γ- 氨基丁酸（GABA）的抑制性神经元，其轴突穿过颗粒层进入白质，是小脑皮质唯一的传出通路，末端大部分终止于小脑核，小部分止于前庭神经核，对这些核团起抑制作用。

3）**颗粒层**（granular layer）：由大量密集的颗粒细胞构成，颗粒细胞（granular cell）是一种多极的小神经元，是小脑皮质中唯一的谷氨酸能兴奋性神经元，其轴突进入分子层呈 T 形分支，形成与小脑叶片长轴平行的平行纤维（parallel fiber），穿行于与其垂直的浦肯野细胞的树突丛中，形成兴奋性突触。

2. 小脑皮质中的神经元与纤维

1）**浦肯野细胞**（Purkinje cell）：小脑皮质唯一的传出途径，投射到小脑核与前庭神经核，抑制性作用。被平行纤维和攀缘纤维兴奋，被篮状细胞和星状细胞抑制。

2）**颗粒细胞**（granular cell）：通过平行纤维，兴奋浦肯野细胞、篮状细胞、星状细胞，高尔基细胞。被高尔基细胞抑制，被苔藓纤维兴奋。

3）**苔藓纤维**（mossy fiber）：来自脊髓小脑束和脑桥小脑束的兴奋性传入纤维，与颗粒细胞形成突触，兴奋颗粒细胞，使其通过平行纤维放电。并发出侧支，终止于小脑核。

4）**攀缘纤维**（climbing fiber）：来自下橄榄核发出的橄榄小脑束的兴奋性传入纤维，与小脑核的神经元或浦肯野细胞的树突形成突触。

5）**小脑小球**（cerebellar glomerulus）：是小脑皮质颗粒层中神经纤维终末交织形成的一小团球状结构，包括突触后的颗粒细胞树突，突触前的高尔基细胞轴突末端，及突触前的苔藓纤维末端。

（二）小脑核

小脑核（cerebellar nuclei），又称小脑中央核（central nuclei of cerebellum）是小脑传出纤维的发出部位，位于小脑髓质内，第四脑室顶的上方。

小脑核共有 4 对，由内侧向外侧依次为顶核（fastigial nucleus）、球状核（globose nucleus）、栓状核（emboliform nucleus）和齿状核（dentate nucleus）。其中球状核和栓状核合称为中间核（interposed nuclei），属于旧小脑；顶核位于第四脑室顶的上方，小脑蚓的白质内，属于原小脑；齿状核位于小脑半球的白质内，最大，呈皱缩的口袋状，袋口朝向前内方，属于新小脑。

（三）小脑髓质（白质）

小脑的白质由3类纤维构成：①固有纤维：连接小脑的不同区域。②传入纤维：形成白质的大部分，投射至小脑皮层。主要通过小脑下脚和小脑中脚进入小脑。③传出纤维：小脑皮质的浦肯野细胞轴突投射到小脑核，小脑核的轴突离开小脑。齿状核、栓状核和球状核的轴突经小脑上脚，顶核的轴突经小脑下脚。

小脑的传入、传出纤维，参与构成小脑的3对脚。

1）**小脑下脚**（inferior cerebellar peduncle）：又称绳状体（restiform body），连于小脑和延髓、脊髓之间。包含小脑的传入纤维和传出纤维2部分。

传入纤维：起自前庭神经、前庭神经核、延髓下橄榄核、延髓网状结构进入小脑的纤维；脊髓小脑后束及楔小脑束的纤维。

传出纤维：发自绒球和部分小脑蚓部皮质，止于前庭神经核的小脑前庭纤维；起自顶核，止于延髓的顶核延髓束纤维，包括顶核前庭纤维和顶核网状纤维。

2）**小脑中脚**（middle cerebellar peduncle）：又称脑桥臂（brachium pontis），为3对脚中最粗大的，位于最外侧，连于小脑和脑桥之间。其主要成分为小脑的传入纤维，且几乎全部由对侧脑桥核发出的脑桥小脑纤维构成，传至新小脑；只有少许脑桥网状核到小脑皮质的纤维。小脑中脚内传出纤维非常少，为小脑至脑桥的纤维。

3）**小脑上脚**（superior cerebellar peduncle）：又称结合臂（brachium conjunctivum），连于小脑和中脑之间，是小脑的主要传出途径。其主要成分为起自小脑中央核，止于对侧红核和丘脑的小脑传出纤维。传入纤维主要有脊髓小脑前束、三叉小脑束，及起自顶盖和红核的顶盖小脑束、红核小脑束等。

三、小脑的纤维联系和功能

（一）小脑的功能分区

基于系统发育、解剖和功能的不同，小脑可分为原小脑、旧小脑和新小脑（表10.2）。

1）**原小脑（前庭小脑）**：包括绒球小结叶和相关的小脑顶核。绒球小结叶种系发生上出现最早，与其相关联的顶核，构成原小脑（archicerebellum）。由于其主要与前庭神经及前庭神经核发生联系，所以又称前庭小脑（vestibulocerebellum）。

2）**旧小脑（脊髓小脑）**：包括位于中线的蚓部和周围的旁蚓部，以及球状核和栓状核。在种系发生上出现较晚，称为旧小脑（paleocerebellum）。由于主要接受脊髓小脑前、后束的纤维，故又称脊髓小脑（spinocerebellum）。

3）**新小脑（大脑小脑）**：包括小脑半球的外侧部和齿状核。在种系发生上出现最晚，称为新小脑（neocerebellum）。主要和大脑皮质的广泛区域发生联系，故又称大脑小脑（cerebrocerebellum）。

表 10.2 小脑的功能解剖
Table 10.2 Functional anatomy of the cerebellum

系统发育名称 phylogenetic name	其他名称 other name	组成 components	功能 function
原小脑 archicerebellum	前庭小脑 vestibulocerebellum	绒球小结叶和顶核 flocculonodular lobe and fastigial nuclei	维持平衡和姿势，协调头部和眼睛的运动 maintenance of balance and posture，coordination of head and eye movements
旧小脑 paleocerebellum	脊髓小脑 spinocerebellum	蚓部和旁蚓部，及球状核和栓状核 vermis and paravermis，together with globose and emboliform nuclei	在简单活动中控制肌张力、姿势和执行，以及协调躯干和四肢的肌肉活动 control muscle tone，posture，and executes as well as coordinates muscle activity of the trunk and limbs during stereotyped activity
新小脑 neocerebellum	大脑小脑 cerebrocerebellum	（外侧部）小脑半球和齿状核 （lateral）cerebellar hemisphere and dentate nuclei	快速、精细、复杂（熟练）动作的计划、协调和执行 planning，coordination，and execution of rapid，fine，nonstereotyped（skilled）movements

（二）小脑各部的主要纤维联系

1）**前庭小脑通路：**在维持姿势、平衡和协调眼球运动中发挥作用。主要接受来自前庭器官的动态及静态平衡信息。

绒球小结叶主要接受同侧前庭神经传递的，来自膜半规管和耳石器官的平衡觉信息，以及前庭神经核经小脑下脚的传入纤维，也接受来自上丘和初级视皮质传导的视觉信息。

其传出纤维经顶核中继，或直接经小脑下脚，终止于同侧前庭神经核。在此中继后发出前庭脊髓束和内侧纵束，至脊髓前角运动神经元和脑干的一般躯体运动核。

（1）内侧纵束升支主要投射至运动眼球的第 CN Ⅲ、CN Ⅳ、CN Ⅵ对脑神经核，即动眼神经核、滑车神经核及展神经核，协调眼球运动。

（2）内侧纵束降支，即前庭脊髓内侧束，投射到颈髓节段，控制颈部肌肉，维持头部姿势。

（3）前庭脊髓束，即前庭脊髓外侧束，可达腰骶髓节段，兴奋伸肌，调节对抗重力的肌肉，维持身体平衡。

2）**蚓部脊髓小脑通路：**维持躯干和四肢近端（肢带）肌肉的肌张力和姿势控制。蚓部接受脊髓小脑束和迷路的传入冲动，经顶核中继。进而调解躯干和肢体近端肌肉的肌张力和姿势状态。

（1）至前庭神经外侧核，发出前庭脊髓束至脊髓。

（2）可投射至网状结构，经网状脊髓束至脊髓。

（3）顶核发出的纤维还可经丘脑的腹外侧核中继，投射至大脑皮质中央前回的躯干运动区，经皮质脊髓前束到脊髓。

3）**旁蚓部脊髓小脑通路：**维持四肢远端肌肉的肌张力和姿势控制。旁蚓部接受脊髓小脑束传入的来自肢体远端的冲动，经中间核（球状核和栓状核）中继。

（1）投射到丘脑的腹外侧核中继，再投射至大脑皮质中央前回的肢体远端运动区，经皮质脊髓侧束到脊髓，进而调解肢体远端肌肉的肌张力。

（2）投射到对侧红核，红核也接受双侧运动皮质与运动前皮质的信息传入，经红核脊髓束至脊髓，调解肢体远端肌肉的肌张力和姿势。

4）**小脑半球外侧部通路：**调节随意运动的起始、计划和协调，主要接受对侧皮质脑桥束在脑桥核中继后经小脑中脚传入的纤维。发出纤维在齿状核中继后，经小脑上脚进入对侧的红核和对侧丘脑腹外侧核。

（1）红核发出纤维至下橄榄核，再经对侧小脑下脚投射至齿状核和小脑皮质。

（2）丘脑腹外侧核发出纤维投射到大脑皮质躯体运动区（4区）和运动前区（6区），再经皮质核束至脑干的脑神经核（一般躯体运动核，特殊内脏运动核），或经皮质脊髓束下行至脊髓，以调控骨骼肌的随意、精细地协同运动。

四、小脑损伤的临床表现

（一）小脑损伤的典型表现

（1）小脑的功能主要是调节肌张力、维持身体姿势和协调随意运动，不是随意运动的发动和执行，故小脑的损伤不会引起随意运动丧失，即不会出现瘫痪。小脑血管性病变、局部肿瘤等，均可造成小脑一定部位的损伤。

（2）一侧小脑半球和小脑丘脑纤维在交叉前损伤时，运动障碍出现在同侧，因为：①小脑上脚纤维是交叉的，而皮质脊髓侧束和红核脊髓束又交叉回同侧。②脊髓至小脑传入通路的损伤，主要累及在同侧上升的脊髓小脑后束和楔小脑束。

（3）小脑损伤的典型体征，包括①共济失调：运动时，有控制速度、力量和距离上的障碍。②眼球震颤。③意向性震颤。

（二）小脑不同部位损伤表现

1）**小脑中线病变：**例如肿瘤，可导致姿势控制丧失。

2）**一侧小脑半球病变**：患者患侧肢体出现共济失调，同侧手臂及腿的运动不协调。手臂的运动不协调，不能准确地用手指指鼻（指鼻试验阳性），不能做快速的交替动作（轮替试验阳性），意向性震颤（肢体运动时，产生不随意地有节奏地摆动，越接近目标时越加剧）。腿的运动不协调，导致步态不稳。不会出现无力或感觉丧失。

3）**双侧小脑受损**：酒精中毒，遗传性小脑变性/共济失调等疾病，可引起的小脑的双侧功能障碍，导致言语迟钝和口齿不清（构音障碍），双臂不协调和摇晃，步态不稳（小脑性共济失调）。

小脑病变还会影响眼球运动的协调性，眼睛呈现来回往返运动（眼球震颤），当注视病变侧时，振幅最大。

一、名词解释

1. 小脑扁桃体（cerebellar tonsil）
2. 苔藓纤维（mossy fiber）
3. 攀缘纤维（climbing fiber）
4. 小脑核（cerebellar nuclei）
5. 小脑小球（cerebellar glomerulus）

二、问答题

1. 一侧小脑半球损伤有何临床表现，为何异常出现在同侧？
2. 原小脑、旧小脑与新小脑在结构和功能上有何不同？

第 11 章　间　脑

间脑（diencephalon）由胚胎时的前脑泡发育而成，位于中脑的颅侧，脑干与大脑半球之间。由于大脑半球高度发展而掩盖了间脑的两侧和背面，间脑几乎完全被大脑半球包围，仅小部分（下丘脑的腹侧部）露于脑底可见。虽然间脑的体积不到中枢神经系统的 2%，但结构和功能却十分复杂，是仅次于端脑的中枢高级部位。

间脑可分为 5 个部分：丘脑（thalamus）或称为背侧丘脑（dorsal thalamus）、后丘脑（metathalamus）、上丘脑（epithalamus）、底丘脑（subthalamus）和下丘脑（hypothalamus）。后丘脑，即内、外侧膝状体，通常作为丘脑的一部分。

间脑中间狭窄的矢状间隙为第三脑室（third ventricle），分隔间脑的左右部分。其顶部为脉络组织；底为视交叉、灰结节、漏斗和乳头体；前界为终板；后经中脑水管通第四脑室；两侧为丘脑和下丘脑。

一、丘脑

丘脑（thalamus），或称为背侧丘脑（dorsal thalamus），是间脑中最大的部分，为两个卵圆形的灰质团块，借丘脑间黏合（interthalamic adhesion）连接，前端窄小向前上方隆凸称丘脑前结节（anterior tubercle），后端膨大称丘脑枕（pulvinar）。在感觉和运动信息的整合中起重要作用。

丘脑与下丘脑共同构成第三脑室外侧壁，第三脑室侧壁有一自室间孔走向中脑水管上端的浅沟，称下丘脑沟（hypothalamic sulcus），是丘脑和下丘脑的分界线。沿着丘脑的背内侧边缘走行的神经纤维束，称为丘脑髓纹（stria medullaris of thalamus），与边缘系统有纤维联系。另一与边缘系统相连的纤维束，终纹（stria terminalis, or terminal stria），分界丘脑与尾状核。

（一）丘脑的内部结构

在丘脑内部有一垂直的“Y”形白质板，称为内髓板（internal medullary lamina），将丘脑大致分隔为 3 个核群：内髓板前方的前核群（anterior nuclear group），位于内髓板内侧和外侧的分别为内侧核群（medial nuclear group）和外侧核群（lateral nuclear group）。还有一种分类方法，前核群与内侧核群为旧丘脑（paleothalamus）；外侧核群为新丘脑（neothalamus）。

根据位置，丘脑分为6个核群：前核群、内侧核群、外侧核群，以及在内髓板内有若干板内核群（intralaminar nuclear group），第三脑室侧壁的薄层灰质和丘脑间黏合内的核团称中线核群（midline nuclear group），外侧核群与内囊之间的薄层灰质称丘脑网状核群（reticular nuclear group）。

外侧核群分为背、腹两层，这两层核团之间无明显界限。背层核群由前向后包括：背外侧核（lateral dorsal nucleus，LD）、后外侧核（lateral posterior nucleus，LP）和丘脑枕（pulvinar，P）。腹层核群由前向后包括：腹前核（ventral anterior nucleus，VA）、腹外侧核（ventral lateral nucleus，VL）又称腹中间核，腹后核（ventral posterior nucleus，VP）。腹后核又分为腹后外侧核（ventral posterolateral nucleus，VPL）和腹后内侧核（ventral posteromedial nucleus，VPM）（表11.1）。

（二）丘脑核团的功能分类

根据丘脑与大脑皮质之间的纤维联系，分为特异性中继核团（specific relay nuclei），包括外侧核群的腹层；联络性核团（association nuclei），包括前核群、内侧核群和外侧核群的背层；非特异性中继核团（nonspecific nuclei），包括板内核、网状核和中线核。

1. 特异性中继核团

特异性中继核团包括外侧核群的腹层。①感觉性中继核团包括腹后外侧核（VPL）和腹后内侧核（VPM）、内侧膝状核（MGN）和外侧膝状核（LGN）。②运动性中继核团包括腹前核（VA）和腹外侧核（VL）。

1）感觉性中继核团

（1）腹后外侧核（ventral posterolateral nucleus，VPL），接受内侧丘系和脊丘系的纤维。传导上肢、躯干和下肢感觉信息的纤维由内向外依次投射到腹后外侧核，后者发出纤维参与组成丘脑中央辐射，投射到大脑皮质中央后回中上部和中央旁小叶后部。

（2）腹后内侧核（ventral posteromedial nucleus，VPM），接受三叉丘系的纤维和孤束核发出的味觉纤维。传导头面部感觉信息的纤维投射到腹后内侧核，再由腹后内侧核发出纤维组成丘脑中央辐射，投射到大脑皮质中央后回下部。

（3）内侧膝状体核（medial geniculate nucleus，MGN），听觉通路在丘脑的中继站，接受下丘经下丘臂走行的听觉纤维，经中继后发出纤维组成听辐射，投射至颞叶的听觉中枢。

（4）外侧膝状体核（lateral geniculate nucleus，LGN），视觉通路在丘脑的中继站，接受视束的传入纤维，中继后发出纤维组成视辐射，投射至枕叶的视觉中枢。外侧膝状体的细胞排列由腹侧向背侧分为6层，视束中传导对侧鼻侧半视网膜信息的交叉纤维止于 1、4、6 层，来自同侧颞侧半视网膜的不交叉纤维止于 2、3、5 层。

表 11.1　丘脑核的解剖和功能分类

Table 11.1 Anatomical and functional classification of the thalamic nuclei

核群 nuclear group	核团组成 component subnuclei	功能核群 functional group
前核群 anterior nuclear group	前腹侧核、前内侧核、前背侧核 anteroventral（AV），anteromedial（AM），anterodorsal（AD）	联络性核团 association（multimodal）nuclei
内侧核群 medial nuclear group	背内侧核 dorsomedial（DM）	联络性核团 association（multimodal）nuclei
外侧核群 lateral nuclear group	背层：背外侧核、后外侧核和丘脑枕 dorsal tier: lateral dorsal（LD），lateral posterior（LP），and pulvinar（P）	联络性核团 association（multimodal）nuclei
	腹层 ventral tier	
	腹前核 ventral anterior（VA）	运动性中继核团 motor relay nuclei
	腹外侧核 ventral lateral（VL）	运动性中继核团 motor relay nuclei
	腹后核：腹后内侧核，腹后外侧核 ventral posterior（VP）: ventral posteromedial（VPM），ventral posterolateral（VPL）	感觉性中继核团 sensory relay nuclei
	后丘脑核：内侧膝状体核和外侧膝状体核 metathalamus nuclei: medial geniculate nucleus（MGN），and lateral geniculate nucleus（LGN）	感觉性中继核团 sensory relay nuclei
板内核群 intralaminar nuclear group	正中核，束旁核 centromedian（CM），parafascicular（PF）	非特异性中继核团 nonspecific nuclei
中线核群 midline nuclear group		非特异性中继核团 nonspecific nuclei
丘脑网状核群 reticular nuclear group		非特异性中继核团 nonspecific nuclei

2）**运动性中继核团：**腹前核（ventral anterior nucleus，VA）主要接受来自苍白球和黑质的纤维，发出纤维到大脑皮质的前额叶、眶皮质和运动前区（6 区）。腹外侧核（ventral lateral nucleus，VL）主要接受苍白球、黑质和小脑齿状核的纤维，发出纤维

到大脑皮质运动中枢（4 区）及补充运动区（6 区），调节躯体运动。

2. 联络性核团

联络性核团包括内侧核群、外侧核群背层及前核群，接受广泛的传入纤维，与大脑皮质联络区有往返的纤维联系。处理各种模式的信息，如各种类型的感觉信息、涉及与记忆和情感表达有关的信息的处理。前核群是边缘系统 Papez 环路的组成部分，也有资料将其划为特异性中继核团。

3. 非特异性投射核团

非特异性投射核团包括板内核、网状核和中线核，主要接受嗅脑和脑干网状结构的传入纤维，传出纤维至下丘脑和纹状体等结构，并与这些结构形成往返的纤维联系。脑干网状结构上行激动系统的纤维经这些核团中继后，投射到大脑皮质广泛区域，维持机体的清醒状态。板内核和丘脑网状核参与唤醒和意识的控制。中线核与纹状体和边缘系统相联系，在调节大脑皮质兴奋性中发挥作用。

（三）丘脑的损伤

丘脑是皮质下感觉的最后中继站，并可感知粗略的痛觉。此外，通过腹前核和腹外侧核，将大脑皮质与小脑、纹状体、黑质相互联系，实现对躯体运动的调节。

卒中或肿瘤等可损伤丘脑，导致对侧面部和四肢感觉丧失，并在感觉丧失区产生不适感（丘脑疼痛）。由于丘脑皮质连接丰富，丘脑病变可能与局灶性皮质受损相仿。

二、上丘脑

上丘脑（epithalamus）位于间脑的背侧部与中脑顶盖前区相移行处，包括松果体、缰三角、缰连合、丘脑髓纹和后连合。

（1）松果体（pineal body），为内分泌腺，合成褪黑激素。控制睡眠 / 唤醒周期（昼夜节律），并与青春期发育有关。16 岁以后，松果体钙化，可作为 X 线诊断颅内占位病变的定位标志。

（2）缰三角（habenular trigone），内有缰核（habenular nuclei），接受经丘脑髓纹内来自隔核等处的纤维，并发出纤维组成缰核脚间束投射至中脑脚间核，缰核是边缘系统与中脑之间的中继站。

（3）缰连合（habenular commissure），连接两侧缰核。

（4）丘脑髓纹（stria medullaris thalami），主要由来自隔区的纤维束构成，大部分终止于缰核，也有纤维至中脑导水管周围灰质和其他丘脑核团。

（5）后连合（posterior commissure），连接两侧顶盖前核，与双眼对光反射相关。

三、底丘脑

底丘脑（subthalamus）是间脑与中脑之间的移行区，位于丘脑下方、下丘脑背外侧。其腹外侧为内囊，尾侧与中脑被盖连续。底丘脑包含底丘脑核和未定带。

（1）底丘脑核（subthalamic nucleus），位于底丘脑外侧部、内囊内侧，与纹状体、黑质、红核等有密切的纤维联系，属于锥体外系，参与控制运动的重要结构。人类一侧底丘脑核受损，可导致对侧肢体尤其是上肢较为显著的不自主的舞蹈样动作，称为半身舞蹈病或半身颤搐。

（2）未定带（zona incerta），是脑干网状结构向颅侧的延伸。

四、下丘脑

（一）下丘脑的位置与外形

下丘脑（hypothalamus）是间脑的最腹侧，位于丘脑下方、底丘脑的腹内侧。下丘脑构成第三脑室侧壁的下半和底壁，上方借下丘脑沟与丘脑为界，其前端达室间孔，后端与中脑被盖相续。在脑底面，终板（lamina terminalis）和视交叉（optic chiasm）位于下丘脑最前部，视交叉向后延伸为视束。视交叉后方微隆起的薄层灰质为灰结节（tuber cinereum），灰结节向前下移行为漏斗（infundibulum）和垂体（hypophysis）。灰结节包括正中隆起，其内含有弓状核。灰结节后方的一对圆形隆起称乳头体（mammillary body）。

（二）下丘脑的分区与核团

下丘脑神经核团边界不甚明显，为了对各核团定位和命名，利用一些结构明显的标志，将每侧下丘脑分区（表 11.2）。

1）**纵向分区：**在纵向上，矢状位，自内向外将下丘脑分为室周带（periventricular zone）、内侧带（medial zone）和外侧带（lateral zone）3 个带。室周带是第三脑室室管膜深面的薄层灰质，内侧带和外侧带之间有穹窿柱和乳头丘脑束分隔。

2）**横向分区：**在横向上，冠状位，分为视前区、视上区、结节区和乳头体区 4 个部分，下丘脑以肽能神经元为主，如释放加压素、催产素、生长抑素等的神经元。

（1）视前区（preoptic region），位于视交叉前缘与前连合之间，含有视前核（preoptic nucleus）等。视前区与体温调节相关。

（2）视上区（supraoptic region），位于视交叉上方。主要核团有：①视交叉上核（suprachiasmatic nucleus），接受视网膜的传入纤维，控制昼夜节律。②下丘脑前核（anterior hypothalamic nucleus），与体温调节相关。③位于视交叉背外侧的视上核

表 11.2 下丘脑的分区与构成核团

Table 11.2 Hypothalamic zones，regions，and component nuclei

带 zone	前区 anterior region		中间区 middle region	后区 posterior region
	视前区 preoptic region	视上区 supraoptic region	结节区 tuberal region	乳头体区 mammillary region
室周带 periventricular	正中视前核 median preoptic nucleus	视交叉上核 suprachiasmatic nucleus	弓状核 arcuate nucleus	
内侧带 medial	内侧视前核 medial preoptic nucleus	下丘脑前核，视上核，室旁核 anterior hypothalamic nucleus，supraoptic nucleus，paraventricular nucleus	背内侧核，腹内侧核 dorsomedial nucleus，ventromedial nucleus	乳头体核，下丘脑后核 mammillary nucleus，posterior hypothalamic nucleus
外侧带 lateral	外侧视前核 lateral preoptic nucleus	下丘脑外侧核 lateral hypothalamic nucleus	下丘脑外侧核 lateral hypothalamic nucleus	下丘脑外侧核 lateral hypothalamic nucleus

（supraoptic nucleus），第三脑室侧壁上部的室旁核（paraventricular nucleus），两者均产生加压素（血管升压素）（vasopressin）又称抗利尿激素（antidiuretic hormone，ADH）和催产素（oxytocin，OXT），这些激素从垂体后叶（神经垂体）释放到血液循环中。

（3）结节区（tuberal region），位于灰结节上方。主要核团有：①漏斗深面的漏斗核（infundibular nucleus），又称弓状核（arcuate nucleus），合成释放激素和释放抑制激素，控制腺垂体（垂体前叶）的激素释放。②腹内侧核（ventromedial nucleus），控制食物和液体的摄入量，生理学上称为饱食中枢。③背内侧核（dorsomedial nucleus），与情感行为相关。④下丘脑外侧核（lateral hypothalamic nucleus），控制食欲，生理学上称为摄食中枢。

（4）乳头体区（mammillary region），位于乳头体上方。含有：①乳头体深面的乳头体核（mammillary nuclei），包括乳头内侧核、中间核和外侧核，是边缘系统的一部分。②下丘脑后核（posterior hypothalamic nucleus），对体温减低敏感，刺激产热增加保持体温。

（三）下丘脑的纤维联系

下丘脑是内脏活动的较高级中枢，具有复杂的纤维联系和功能（表 11.3、表 11.4）。

表 11.3 下丘脑的传入纤维

Table 11.3 Afferent fibers to the hypothalamus

纤维束 tract	起始 origin	终止 termination
穹窿 fornix	海马结构 hippocampal formation	乳头体核和隔核 mammillary nucleus and septal nuclei
终纹 stria terminalis	杏仁核复合体 amygdaloid complex	下丘脑前核和隔核 anterior hypothalamic nucleus and septal nuclei
前脑内侧束 medial forebrain bundle	基底嗅觉区、杏仁核周围区和隔核 basal olfactory regions, periamygdaloid region and septal nuclei	下丘脑核 hypothalamic nuclei
视网膜视交叉上束 retinosuprachiasmatic tract	视网膜 retina	视交叉上核 suprachiasmatic nucleus
丘脑下丘脑束 thalamohypothalamic tract	丘脑背内侧核和中线核 dorsomedial and midline nuclei of thalamus	下丘脑外侧视前区 lateral preoptic area of hypothalamus
脊髓下丘脑束 spinohypothalamic tract	脊髓 spinal cord	下丘脑自主神经控制中心 autonomic control centers of hypothalamus
来自网状结构的纤维 fibers from reticular formation	网状结构 reticular formation	下丘脑自主神经控制中心 autonomic control centers of hypothalamus

表 11.4 下丘脑的传出纤维

Table 11.4 Efferent fibers of the hypothalamus

纤维束 tract	起始 origin	终止 termination
视上垂体束 supraopticohypophyseal tract	视上核 supraoptic nucleus	垂体后叶（神经垂体） posterior lobe of pituitary (neurohypophysis)
室旁垂体束 paraventriculohypophyseal tract	室旁核 paraventricular nucleus	垂体后叶（神经垂体） posterior lobe of pituitary (neurohypophysis)
结节垂体束（结节漏斗束） tuberohypophyseal (tuberoinfundibular) tract	弓状核和室周核 arcuate and periventricular nuclei	漏斗柄 infundibular stalk
乳头丘脑束 mamillothalamic tract	乳头体核 mammillary nuclei	丘脑前核 anterior nucleus of thalamus
乳头被盖束 mamillotegmental tract	乳头体核 mammillary nuclei	中脑被盖背侧核和腹侧核 dorsal and ventral tegmental nuclei

续表

纤维束 tract	起始 origin	终止 termination
背侧纵束 dorsal longitudinal fasciculus	下丘脑 hypothalamus	脑干副交感神经核和网状结构 brainstem parasympathetic nuclei and reticular formation
下丘脑脊髓束 hypothalamospinal tract	室旁核、背内侧核、腹内侧核和后核 paraventricular，dorsomedial，ventromedial，and posterior nuclei	脑干和脊髓的交感神经核和副交感神经核 brainstem and spinal cord sympathetic and parasympathetic nuclei

1）**与垂体的联系：**主要是由下丘脑的神经元产生激素，沿轴突运送至垂体后叶（posterior pituitary），又称神经垂体（neurohypophysis）；或者运送至正中隆起，再通过垂体门静脉（hypophysial portal veins）运送至垂体前叶（anterior pituitary），又称腺垂体（adenohypophysis）。

（1）由下丘脑至神经垂体的纤维束起自室旁核和视上核，故分别称室旁垂体束（paraventriculohypophyseal tract）和视上垂体束（supraopticohypophyseal tract），运送加压素和催产素至神经垂体，再通过神经垂体的血管扩散到全身。

（2）由下丘脑至正中隆起的纤维束称结节垂体束（tuberohypophyseal tract），又称结节漏斗束（tuberoinfundibular tract），起自漏斗核（弓状核）和下丘脑基底内侧部的一些神经细胞，终止于正中隆起的毛细血管丛，将神经内分泌物质（如促激素释放激素或释放抑制激素等）经垂体门静脉运送至垂体前叶（腺垂体）的次级毛细血管丛，控制垂体前叶的内分泌功能。

2）**与边缘系统的联系：**包括通过穹窿与海马结构相联系，通过终纹与杏仁体相联系，通过前脑内侧束与隔区相联系。

（1）穹窿（fornix），是下丘脑最粗大的传入纤维束，起自海马，终于乳头体核、丘脑前核和隔区。

（2）终纹（stria terminalis, or terminal stria），位于尾状核和丘脑之间，连接隔区、下丘脑和杏仁复合体。

（3）前脑内侧束（medial forebrain bundle），是通过下丘脑外侧区的一大束松散的纤维，连接隔区、下丘脑和中脑被盖。

3）与丘脑、脑干和脊髓的联系

（1）乳头丘脑束（mamillothalamic tract），起自乳头体核，自乳头体背侧穿出，止于丘脑前核群。丘脑前核纤维投射到扣带回，参与构成边缘系统 Papez 环路。乳头体与丘脑前核之间、丘脑前核与扣带回之间都是往返联系。

（2）乳头被盖束（mamillotegmental tract），发自乳头体，自乳头丘脑束分出，向尾侧终止于中脑被盖腹侧核和背侧核。

（3）背侧纵束（dorsal longitudinal fasciculus），自下丘脑延伸至延髓下部，投射到脑干的副交感节前神经元。

（4）下丘脑脊髓束（hypothalamospinal tract），包含直接下行的自主神经纤维，可影响脊髓灰质中间外侧核的交感节前神经元和骶副交感神经核的节前神经元。

（四）下丘脑的功能（表 11.5）

1）**控制自主神经系统功能：**通过背侧纵束、下丘脑脊髓束投射到内脏运动节前神经元。

2）**体温调节：**视前区、下丘脑前核和后核。

3）**调解进食：**摄食中枢和饱食中枢。

4）**调节水平衡：**抗利尿激素。

5）**控制昼夜节律：**视交叉上核。

6）**协调内分泌系统：**下丘脑分泌释放激素和释放抑制激素。

7）**情绪和行为驱动力的产生：**通过与边缘系统的联系。

表 11.5 下丘脑核团的功能

Table 11.5 Hypothalamus nuclei and their functions

核团 nucleus	主要功能 key functions
视上核 supraoptic nucleus	产生抗利尿激素和催产素 produces antidiuretic hormone and oxytocin
室旁核 paraventricular nucleus	产生抗利尿激素和催产素 produces antidiuretic hormone and oxytocin
弓状核 arcuate nucleus	产生下丘脑的释放激素和释放抑制激素 produces hypothalamic releasing and release-inhibiting hormones
视交叉上核 suprachiasmatic nucleus	调节昼夜节律 regulates circadian rhythms
腹内侧核 ventromedial nucleus	参与饮食行为，“饱食中枢” involved in eating behavior；“satiety center”
下丘脑外侧核 lateral hypothalamic nucleus	调节交感神经系统活动，参与饮食行为，“摄食中枢” regulates sympathetic nervous system，involved in eating behavior；“feeding center”
下丘脑前核 anterior hypothalamic nucleus	调节副交感神经系统的活动，调节体温，参与身体热量流失 regulates parasympathetic nervous system activity，regualtes body temperature；involved in body heat loss

续表

核团 nucleus	主要功能 key functions
下丘脑后核 posterior hypothalamic nucleus	调节交感神经系统活动，调节体温，参与热保护和产热，“恒温器” regulates sympathetic nervous system activity，regualtes body temperature；involved in heat conservation and heat production；“thermostat”
乳头体核 mammillary nuclei	处理与记忆、情绪表达相关的信息 processes information related to memory，emotional expression

小知识

霍纳综合征（Horner syndrome）

霍纳综合征由某些交感神经功能丧失所引起。症状和体征出现在损伤的同侧。瞳孔缩小、上睑下垂、无汗，或伴有眼球内陷。

下丘脑核团通过下行的内脏运动通路调节自主神经系统的功能。室旁核（下丘脑中控制交感功能的重要核团），或脑干和脊髓内交感下行通路的损伤，可产生霍纳综合征。中枢部的损伤影响高级中枢至交感低级中枢（节前神经元）下行通路部分，周围部的损伤（通常由肿瘤或淋巴结肿大引起）影响交感神经节后神经元及发出的节后纤维（到达头部靶器官的轴突），也可产生霍纳综合征。

一、名词解释

1. 内髓板（internal medullary lamina）
2. 霍纳综合征（Horner syndrome）

二、问答题

1. 间脑位于何处？分为哪几部分？
2. 丘脑核团根据功能分为哪三类？
3. 试述丘脑特异性中继核团的主要功能和纤维联系。
4. 试述下丘脑的主要结构与功能。

第 12 章　端　脑

端脑（telencephalon）由左、右大脑半球借胼胝体连接而成。大脑半球是人类中枢神经系统最发达的部分。端脑由胚胎时的前脑泡演化而来，在演化过程中，前脑泡两侧高度发育，形成端脑，即左、右大脑半球，遮盖着间脑和中脑，并把小脑推向后方。

大脑纵裂（longitudinal cerebral fissure）分隔左、右大脑半球，纵裂的底为胼胝体。大脑横裂（transverse cerebral fissure）分隔大脑与小脑。

一、端脑的外形和分叶

（一）端脑的外形

大脑半球在颅内发育时，其表面积增加比颅骨快，而且大脑半球内各部发育速度不均，发育慢的部分陷入，发育快的部分隆起，因此形成起伏不平的表层。大脑半球表面由灰质构成，称大脑皮质，皮质高度折叠，凹陷处为大脑沟（cerebral sulci），沟与沟之间长短大小不一的隆起为大脑回（cerebral gyri）。左、右大脑半球的沟和回不完全对称，个体之间也有差异。

每个大脑半球分为上外侧面、内侧面和下面。上外侧面隆凸，内侧面平坦，两面以上缘为界。下面凹凸不平，和内侧面之间无明显分界、和上外侧面之间以下缘为界。

（二）端脑的分叶

大脑半球借外侧沟、中央沟和顶枕沟分为额叶、顶叶、枕叶、颞叶和岛叶 5 个叶。外侧沟（lateral sulcus，or Sylvian fissure）起于半球下面，行向后上方，至上外侧面，向后上方走行，分为短的前支、升支和长的后支。中央沟（central sulcus）起于半球上缘中点稍后方，斜向前下方，下端与外侧沟间隔一个脑回，上端延伸至半球内侧面。顶枕沟（parietooccipital sulcus）位于半球内侧面后部，由前下斜向后上并延伸至上外侧面。

在外侧沟上方和中央沟前方的部分为额叶（frontal lobe）；外侧沟下方的部分为颞叶（temporal lobe）；枕叶（occipital lobe）位于大脑半球后部，在内侧面为顶枕沟后方的部分；顶叶（parietal lobe）为外侧沟上方、中央沟后方、枕叶前方的部分；在外侧沟深面，被额、顶、颞 3 叶掩盖的岛状皮质称为岛叶（insula）。顶、枕、颞叶之间在上外侧面并没有明显的大脑沟或回作为分界，顶枕沟至枕前切迹（在枕叶后端前方约4cm处）的连线后方为枕叶，由此连线的中点至外侧沟后端的连线为顶、颞叶的分界。

1. 大脑半球上外侧面主要的沟回（表 12.1）

1）**额叶上外侧面主要的沟回**：中央沟前方，有与之平行的中央前沟（precentral sulcus），自中央前沟有两条向前水平走行的沟，为额上沟（superior frontal sulcus）和额下沟（inferior frontal sulcus），由上述3沟将额叶分成4个脑回：中央前回（precentral gyrus）位于中央沟和中央前沟之间；额上回（superior frontal gyrus）位于额上沟的上方，并沿半球上缘转至半球内侧面；额中回（middle frontal gyrus）位于额上、下沟之间；额下回（inferior frontal gyrus）位于额下沟和外侧沟之间，其后部被外侧沟的前支和升支分为3部，由前向后分别为眶部（orbital part）、三角部（triangular part）和岛盖部（opercular part）。

2）**顶叶上外侧面主要的沟回**：在中央沟后方，有与之平行的中央后沟（postcentral sulcus），其与中央沟之间为中央后回（postcentral gyrus）。在中央后沟后方有一条与大脑半球上缘平行的顶内沟（intraparietal sulcus），顶内沟的上方为顶上小叶（superior parietal lobule），下方为顶下小叶（inferior parietal lobule）。顶下小叶又分为包绕外侧沟后端的缘上回（supramarginal gyrus）和围绕颞上沟末端的角回（angular gyrus）。

3）**颞叶上外侧面主要的沟回**：在外侧沟的下方，有与之平行的颞上沟（superior temporal sulcus）和颞下沟（inferior temporal sulcus）。颞上沟的上方为颞上回（superior temporal gyrus），内有几条短的颞横回（transverse temporal gyrus，or Heschl's gyrus）。颞上沟与颞下沟之间为颞中回（middle temporal gyrus）。颞下沟的下方为颞下回（inferior temporal gyrus）。

表 12.1 大脑半球上外侧面主要的沟回

Table 12.1 Gyri of superolateral surface of cerebral hemisphere

叶 lobe	沟回 gyrus
额叶 frontal lobe	中央前回、额上回、额中回、额下回 precentral gyrus，superior frontal gyrus，middle frontal gyrus，inferior frontal gyrus
顶叶 parietal lobe	中央后回、顶上小叶和顶下小叶（缘上回和角回） postcentral gyrus，superior and inferior parietal lobules（supramarginal gyrus and angular gyrus）
颞叶 temporal lobe	颞横回、颞上回、颞中回、颞下回 transverse temporal gyrus（Heschl's gyrus），superior temporal gyrus，middle temporal gyrus，inferior temporal gyrus

2. 大脑半球内侧面主要的沟回

在大脑半球的内侧面，中央前、后回自上外侧面延伸到内侧面的部分，称为中央旁小叶（paracentral lobule）。在内侧面中部有向上略呈弓形的胼胝体（corpus callocum）。胼胝体下方的弓形纤维束，称为穹窿（fornix），两者间为薄层的透明隔（septum pellucidum）。在胼胝体背面有胼胝体沟（callosal sulcus），绕过胼胝体后方，向前移行于海马沟（hippocampal sulcus）。在胼胝体沟上方，有与之平行的扣带沟（cingulate sulcus），其末端转向背方，称缘支。扣带沟与胼胝体沟之间为扣带回（cingulate gyrus）。在胼胝体后下方，有呈弓形的距状沟（calcarine sulcus），向后至枕叶后端，向前与顶枕沟中部相连。顶枕沟的后方，距状沟上方为楔叶（cuneus），距状沟下方为舌回（lingual gyrus）。

此外，在半球的内侧面可见环绕胼胝体周围和侧脑室下角底壁的结构，包括隔区（即胼胝体下区和终板旁回）、扣带回、海马旁回、海马和齿状回等，与岛叶前部、颞极共同构成边缘叶（limbic lobe）。边缘叶是根据进化和功能区分的。

3. 大脑半球下面主要的沟回

1）额叶下面主要的沟回：在大脑半球下面，额叶内有纵行嗅束沟（olfactory groove），其内侧部为直回（straight gyrus），外侧部称为眶回（orbital gyri）。眶回又被一“H”形的沟分为 4 部，外侧部为眶外侧回、内侧部为眶内侧回、前部为眶前回，后部为眶后回。嗅束沟内为嗅束（olfactory tract），其前端膨大为嗅球（olfactory bulb），与嗅神经相连。嗅束向后扩大为嗅三角（olfactory trigone）。嗅三角与视束之间为前穿质（anterior perforated substance），内有许多小血管穿入脑实质内，其后部邻近视束处，外观光滑，呈斜带状，称斜角带（diagonal band）。

2）颞叶下面主要的沟回：颞叶下方有与半球下缘平行的枕颞沟（occipitotemporal sulcus），其内侧与之平行的为侧副沟（collateral sulcus）。侧副沟的内侧为海马旁回（parahippocampal gyrus），其前端弯曲，称为钩（uncus）。侧副沟与枕颞沟之间为枕颞内侧回（medial occipitotemporal gyrus），枕颞沟外侧为枕颞外侧回（lateral occipitotemporal gyrus）。

在海马旁回的内侧为海马沟，在沟的上方有呈锯齿状的窄条皮质，称齿状回（dentate gyrus）。从内侧面看，在齿状回的外侧，侧脑室下角底壁上有一弓形隆起，称海马（hippocampus）。海马是边缘系统的一部分，可完成从短期记忆到长期记忆的信息整合，以及在具有导航功能的空间记忆中起着重要作用。海马和齿状回构成海马结构（hippocampal formation）。由于颞叶的新皮质高度发展，海马结构被挤到侧脑室下角中。

二、端脑的内部结构

每侧大脑半球都是不同的一半，但每侧都有四个主要部分：大脑半球表层的灰质称大脑皮质，表层下的白质称髓质。蕴藏在白质深部的灰质团块为基底核。端脑的内腔为侧脑室（参见第 6 章相关内容）。

（一）基底核

基底核（basal nuclei），又称基底节（basal ganglia），由大脑半球内的皮层下核团（灰质）组成，位于白质内，位置靠近脑底，包括纹状体、屏状核和杏仁体（表 12.2）。

表 12.2 基底核
Table 12.2 Basal nuclei

核团 nuclei	功能 function
纹状体：尾状核、豆状核（壳核和苍白球） corpus striatum: caudate nucleus，lentiform nucleus（putamen and flobus pallidus）	非意识水平，随意运动指令的调整和修改 subconscious adjustment and modification of voluntary motor commands
杏仁体 amygdaloid body	边缘系统的组成部分 component of limbic system
屏状核 claustrum	不明 enigmatic

1）**纹状体**（corpus striatum）：由尾状核和豆状核组成，两者前端互相连接。

（1）尾状核（caudate nucleus），是由前向后弯曲的圆柱体，分为头、体、尾 3 部，位于丘脑背外侧，呈“C”形围绕豆状核和丘脑，伸延于侧脑室前角、中央部和下角。

（2）豆状核（lentiform nucleus），位于丘脑的外侧、岛叶的深部，在水平切面上呈三角形，被两个白质的板层分隔成 3 部，外侧部称壳（putamen），内侧两部分合称苍白球（globus pallidus）。豆状核内侧的白质称为内囊（internal capsule）。

（3）在种系发生上，尾状核和壳是较新的结构，合称新纹状体（neostriatum）；苍白球为较旧的结构，称旧纹状体（paleostriatum）。纹状体是锥体外系的重要组成部分，是主要的躯体运动调节中枢之一。研究发现苍白球作为基底前脑的一部分参与机体的学习记忆功能。

2）**屏状核**（claustrum）：位于岛叶皮质与豆状核之间，屏状核与豆状核之间的白质称为外囊（external capsule），屏状核与岛叶皮质之间的白质称为最外囊（extreme capsule）。屏状核的功能未明。

3）**杏仁体**（amygdaloid body）：在侧脑室下角前端的上方，海马旁回钩的深面，与尾状核的末端相连，为边缘系统的皮质下中枢。其传入纤维来自嗅脑、间脑和新皮质等，传出纤维至间脑、额叶皮质和脑干，与情绪及内分泌和内脏活动的调节有关。

从形态学的角度通常是将上述的尾状核、豆状核、屏状核和杏仁体归为基底核，但从功能的角度通常将与运动功能联系较少的屏状核和杏仁体除外，而将与运动密切联系的黑质（substantia nigra）和底丘脑核（subthalamic nucleus）归为基底核。

（二）大脑皮质

覆盖在大脑半球表面的灰质，称为大脑皮质（cerebral cortex），可分为原皮质

（archicortex），包括海马和齿状回；旧皮质（paleocortex），嗅脑；新皮质（neocortex），大脑皮质其余大部分。原皮质、旧皮质与内脏活动和嗅觉有关，新皮质高度发展，占大脑半球皮质的96%以上，将原皮质和旧皮质推向半球的内侧面下部和下面。

1. 大脑皮质的分层

大脑皮质的神经细胞可分为传出神经元和联络神经元两类，依照一定的规律分层排列并组成一个整体。原皮质和旧皮质为3层结构，新皮质基本为6层结构。例如，海马可分为3个基本层：分子层（molecular layer）、锥体细胞层（pyramidal layer）和多形细胞层（polymorphic layer），又可分为CA1、CA2、CA3、CA4区。海马与海马旁回之间有过渡区域，过渡区域逐渐变成4层、5层、6层，这一区域通常分为尖下托、下托、前下托和旁下托4个带形区，其中前两个带形区属于海马，后两个带形区属于海马旁回。

新皮质由6层组成：

（1）第一层，分子层（molecular layer），即最浅层，包含很少的神经细胞胞体，有大量树突和轴突，彼此可形成突触。

（2）第二层，外颗粒层（external granular layer），包含许多小的神经元，形成皮层内连接。

（3）第三层，外锥体细胞层（external pyramidal layer），包含中等大小的神经元，发出联络纤维和连合纤维。

（4）第四层，内颗粒层（internal granular layer），是丘脑特异性核团传入纤维终止的部位。

（5）第五层，内锥体细胞层（internal pyramidal layer），是投射纤维的起点，发出纤维到达皮质外结构。

（6）第六层，多形细胞层（multiform layer），包含联络神经元和投射神经元。

大脑皮质的组织构成与信息的传入和传出相关。①I层在发育成熟的大脑中神经元较少，主要由位于深层和其他位置的神经元树突构成。②IV层是皮质的输入层。③II、III、V和VI层是皮质的输出层。II、III层投射到其他皮质区域；V层投射到脊髓，脑干，丘脑；VI层投射到丘脑。

虽然6层的新皮质结构是大脑皮质分层的基本型式，但不同区域的皮质，各层的厚薄、纤维的疏密等均有不同。根据皮质各部的细胞构筑，可将全部皮质分为若干区。现在广为人们所采用的是德国解剖学家Brodmann分区，将皮质分成52区。

2. 大脑皮质功能定位

大脑皮质是机体各种功能活动的最高中枢所在，并形成一定的定位关系（表12.3）。但这些中枢只是执行某种功能的核心部分，大脑皮质功能定位的概念是相对的。例如，中央前回主要管理全身骨骼肌运动，但也接受部分的感觉冲动传入；中央后回主要是管理全身躯体感觉，但受到刺激也可产生少量运动。

表 12.3 大脑皮质的主要解剖连接

Table 12.3 Some of the main anatomical connections of the cerebral cortex

功能 function	起始 origin	皮质区 cortical area	终点 destination
运动性 motor			
精细运动 fine movements	中继小脑、基底核信息的丘脑，躯体感觉区，运动前区 thalamus from cerebellum，basal ganglia；somatosensory area；premotor area	初级运动区（4 区） primary motor area（area 4）	脑干运动核和脊髓前角细胞，纹状体 motor nuclei of brainstem and anterior horn cells of spinal cord；corpus striatum
感觉性 sensory			
躯体感觉 somatosensory	丘脑腹后外侧核和腹后内侧核 ventral posterior lateral and ventral posterior medial nuclei of thalamus	初级躯体感觉区（3、1、2 区） primary somesthetic area(area 3，1，2）	次级躯体感觉区；初级运动区 secondary somesthetic area；primary motor area
视觉 vision	外侧膝状体 lateral geniculate body	初级视觉区（17 区） primary visual area（area 17）	次级视觉区（18、19 区） secondary visual area（area 18，19）
听觉 auditory	内侧膝状体 medial geniculate body	初级听觉区（41、42 区） primary auditory area（area 41，42）	次级听觉区（22 区） secondary auditory area（area 22）
味觉 taste	孤束核 solitary nucleus	岛叶和岛盖（43 区） insula and operculum（area 43）	
嗅觉 smell	嗅球 olfactory bulb	梨状皮质、嗅结节和杏仁核周围区域 piriform cortex，olfactory tubercle，and periamygdaloid areas	

大脑皮质除了具有特定功能的中枢外，还存在着广泛的脑区，它们不局限于某种功能，而是对各种信息进行加工整合，完成高级的神经精神活动，称为联络区。额叶的功能与躯体运动、发音、语言及高级思维运动有关；顶叶的功能与躯体感觉及语言等有关；枕叶与视觉信息的整合有关；颞叶与听觉和记忆等功能有关；边缘叶与内脏活动有关。

1）**运动区：**

（1）初级运动皮质（primary motor cortex），位于中央前回和中央旁小叶前部（4 区），管理骨骼肌的运动，并有一定的局部定位关系。

该区接受中央后回、丘脑腹前核、腹外侧核和腹后核的纤维，主要接受来自丘脑腹外侧核的纤维传入。发出纤维组成锥体束，下行至脑干躯体运动核（皮质核束）和脊髓灰质前角（皮质脊髓束）。皮质核束和皮质脊髓束的纤维 30% 来自初级运动皮层的神经元，约 3% 来自巨大的锥体细胞，Betz 细胞。刺激该区引发身体对侧随意运动，特别是四肢远端肌肉的运动。其特点为：①上下颠倒，但头部是正的。中央前回最上部和中央旁小叶前部与下肢、会阴部运动有关；中部与躯干和上肢的运动有关；下部与面、舌、咽、喉的运动有关。②左右交叉，即一侧运动区支配对侧肢体的运动。但一些肌肉受双侧运动区的支配，如面上部肌、咽喉肌、咀嚼肌、躯干会阴肌等。③此区支配身体各部运动的皮质范围的大小，与各部形体大小无关，而取决于功能的重要性和运动复杂程度。

（2）前运动皮质（premotor cortex），位于中央前回前方（6 区）。皮质脊髓束的起始部位之一。控制躯干和肢体近端肌肉的运动，并在执行运动之前为特定运动做好运动皮质的准备。

（3）辅助运动皮质（supplementary motor cortex），位于半球内侧面，中央旁小叶前方（6 区）。皮质脊髓束的起始部位之一。在复杂运动程序的编程和协调双侧运动中发挥作用，并调节运动皮层中的躯体感觉输入。

2）**感觉区**：

（1）初级躯体感觉皮质（primary somatosensory cortex），位于中央后回和中央旁小叶后部（3、1、2 区），接受丘脑腹后核传来的对侧半身痛、温、触、压觉，以及位置和运动觉。皮质脊髓束的起始部位之一。

身体各部投影和初级运动区相似，身体各部在此区的投射特点：①上下颠倒，但头部是正的。②左右交叉。③身体各部在此区投射范围的大小取决于该部感觉敏感程度，例如手指和唇的感受器密集，在皮质感觉区的投射范围大。

（2）次级躯体感觉皮质（secondary somatosensory cortex），位于外侧沟上方，初级躯体感觉区腹侧。

（3）初级视觉皮质（primary visual cortex），在距状沟上、下方的枕叶皮质，即上方的楔叶和下方的舌回（17 区），接受来自外侧膝状体的纤维。局部定位关系特点是距状沟上方的视皮质接受上部视网膜传来的冲动，下方的视皮质接受下部视网膜传来的冲动。距状沟后 1/3 上、下方接受黄斑区传来的冲动。一侧视区接受双眼同侧半视网膜传来的冲动，损伤一侧视区可引起双眼对侧视野偏盲，称同向性偏盲（homonymous hemianopia）。

（4）第二、三级视觉皮质（secondary and tertiary visual cortex），包括枕叶的第 18 和第 19 区。病变可能导致幻视。

（5）听觉皮质（auditory cortex），位于颞横回（41、42 区），接受内侧膝状体的纤维。每侧的听觉中枢均接受来自两耳的冲动，因此一侧听觉中枢受损，仅有部分听力丧失，不致引起全聋。

（6）味觉皮质（gustatory cortex），43区，位于岛叶和岛盖，接受丘脑腹后内侧核传递的味觉信息。

（7）嗅觉皮质（olfactory cortex），位于梨状皮质、嗅结节、杏仁核和内嗅皮质。

3）大脑皮质高级功能区：语言中枢位于大脑皮质优势半球。右利手和一部分左利手的人，优势半球是左侧，因此95%的个体左侧大脑皮质具有听、说、读、写相应的语言中枢。

（1）听觉性语言中枢（auditory speech area），又称Wernicke区，在颞上回后部（22区），管理自己语言的调整和听取理解别人的语言。此中枢受损，患者虽能听到别人讲话，但不理解讲话的意思，也同样不能理解自己讲的话，故不能正确回答问题和正常说话，称为感觉性失语症。

（2）运动性语言中枢（motor speech area），又称Broca区或说话中枢，在额下回后部（44、45区），即三角部的后部和岛盖部。此中枢受损，患者虽能发音，却不能说出具有意义的语言，称为运动性失语症。

（3）视觉性语言中枢（visual speech area），又称阅读中枢，在顶下小叶的角回（39区）。此中枢受损，视觉没有障碍，但不理解文字符号的意义，称为失读症。

（4）书写中枢（writing area），在额中回的后部（8区），紧靠中央前回的上肢，特别是手的运动区。此中枢受损，虽然手的运动功能仍然保存，但写字、绘图等精细动作发生障碍，称为失写症。

优势半球的皮质区域在语言产生中发挥重要作用。例如，将看到的单词读出，参与的皮质区域主要有：单词的视觉图像从视觉皮层（17区）投射到视觉联络皮层（18、19区），然后投射到角回（39区），理解单词含义。信息传递到Wernicke区（22区）中进行进一步处理，在该区域中，单词的听觉形式被调用。该信息通过弓状束传到Broca区（44、45区），该区的运动语言程序可控制中央前回与发声有关的运动皮质。

通常认为较为重要的语言中枢，有位于优势半球的额下回后部（44、45区）的Broca语言区和位于颞上回后部（22区）的Wernicke语言区，两者之间借弓状束相连。Broca语言区，Wernicke语言区或弓形束的损伤均会导致语言障碍。① Broca失语症（Broca aphasia），也称为运动性、表达性、非流利性或前部失语症。患者说话缓慢费力，不流利；但是，他们对口头和书面语言的理解正常。多由大脑中动脉上支阻塞所致。② Wernicke失语症（Wernicke aphasia），也称为感觉性、接受性、流利性或后部失语症。患者的语音理解能力较差，说话速度比正常快，并且难以找到合适的词来表达自己的意思。他们似乎没有意识到出现的错误。多由大脑中动脉下支阻塞所致。

4）大脑半球的不对称性：大脑皮质的结构和功能，在长期的进化和发育过程中得到高度的分化。左、右大脑半球的发育不完全相同，呈不对称性。优势半球（dominant hemisphere）负责计算和语言，包括语法、句法和语义。左侧大脑半球在95%的个体中占优势。非优势半球（nondominant hemisphere）主要负责三维或空间感知和非语言思维，如音乐等。

（三）大脑半球的髓质

大脑半球的髓质主要由联系皮质各部和皮质下结构的神经纤维组成，可分为 3 类：①联络纤维，连接位于一侧大脑半球内的皮质位点；②连合纤维，从一侧大脑半球延伸到另一侧大脑半球，连接功能相关的结构；③投射纤维，连接大脑皮质和皮质下结构，例如丘脑，纹状体、脑干和脊髓（表 12.4）。

表 12.4 大脑半球的髓质

Table 12.4 White matter of the cerebral hemisphere

种类 type	纤维 fibers
联络纤维 association fibers	U 形纤维、上纵束、下纵束、钩束、扣带 U fibers，superior longitudinal fasciculus，inferior longitudinal fasciculus，uncinate fasciculus，cingulum
连合纤维 commissural fibers	胼胝体、前连合、穹窿连合 corpus callosum，anterior commissure，fornical commissure
投射纤维 projection fibers	辐射冠，内囊 corona radiata，internal capsule

1. 联络纤维

联络纤维（association fibers）是联系同侧大脑半球内各部分皮质的纤维，其中短纤维联系相邻脑回。

1）一些联络纤维很短，通过在脑沟下方成“U”形连接相邻的皮层区域。

2）一些联络纤维较长，穿过白质，连接同侧半球大脑皮质的较远区域。其中主要有：

（1）上纵束（superior longitudinal fasciculus），在豆状核与岛叶的上方，连接额、顶、枕、颞 4 个叶；该束的一部分为弓状束（arcuate fasciculus），将额叶和颞叶的灰质联系在一起，与语言功能相关。

（2）下纵束（inferior longitudinal fasciculus），沿侧脑室下角和后角的外侧壁行走，连接枕叶和颞叶，与视觉识别功能相关。

（3）钩束（uncinate fasciculus），呈钩状绕过外侧沟，连接额、颞两叶的前部，参与行为调节。

（4）扣带（cingulum），位于扣带回和海马旁回的深部，连接边缘叶的各部，连接额叶、顶叶、海马旁回和相邻的颞叶。

2. 连合纤维

连合纤维（commissural fibers）是联系左、右大脑半球皮质的纤维，包括胼胝体、前连合和穹窿连合。

1）**胼胝体**（corpus callosum）：位于大脑纵裂底，由连接左、右大脑半球新皮质的纤维构成。其纤维向两半球内部前、后、左、右辐射，广泛联系额、顶、枕、颞叶。胼胝体的下面构成侧脑室的顶。在正中矢状切面上，胼胝体很厚，前端呈钩形的纤维板，由前向后可分为嘴（rostrum）、膝（genu）、干（trunk）和压部（splenium）4 部分。

胼胝体前后方向比大脑半球短，因此连接额极的纤维弯曲向前，形成额钳（frontal forceps），或称前钳（anterior forceps）；连接枕极的纤维弯曲向后，形成枕钳（occipital forceps），或称后钳（posterior forceps）。压部连接两侧枕叶，与视觉功能相关。

2）**前连合**（anterior commissure）：位于终板上方，在穹窿前柱的前部横向延伸，主要连接两侧颞叶（颞中回、颞下回）和嗅区。

3）**穹窿**（fornix）**和穹窿连合**（fornical commissure, or commissure of fornix）：穹窿是由海马至下丘脑乳头体的弓形纤维束，两侧穹窿经胼胝体的下方前行并互相靠近，其中一部分纤维交叉至对侧，连接两侧穹窿后柱，称穹窿连合或海马连合。

3. 投射纤维（projection fibers）

由大脑皮质与皮质下各中枢之间的上、下行纤维组成，大部分经过内囊。出入大脑皮质的纤维呈放射状排列，称为辐射冠（corona radiata），与胼胝体的纤维相互交错。然后汇聚下行至脑干，集中在丘脑、尾状核和豆状核之间的狭窄区域，称为内囊（internal capsule）。

内囊是位于丘脑、尾状核和豆状核之间的白质板。内囊纤维向上向各方向放射至大脑皮质，形成辐射冠，与胼胝体的纤维交错；向下续于中脑的大脑脚底。内囊在水平切面上呈向外开放的“V”字形，分为前肢、膝和后肢 3 部。①前肢（anterior limb），又称额部，伸向前外，位于豆状核与尾状核之间。②后肢（posterior limb），又称枕部，伸向后外，分为豆丘部（thalamolentiform part）（即豆状核与丘脑之间）、豆状核后部（retrolentiform part）和豆状核下部（sublentiform part），有认为后肢仅指豆丘部。③膝（genu）介于前、后肢之间，即“V”字形转折处（表 12.5）。

1）**内囊前肢的投射纤维**：主要有额叶至脑桥核的额桥束（frontopontine tract）和由丘脑背内侧核投射到前额叶的丘脑前辐射（anterior thalamic radiation）。

2）**内囊膝部的投射纤维**：有皮质核束（corticonuclear tract），从中央前回下 1/3 躯体运动区头面部代表区发出下行至脑干一般躯体运动核和特殊内脏运动核。

3）**内囊后肢的投射纤维**：

（1）经豆丘部的纤维束，主要有皮质脊髓束（corticospinal tract），是中央前回中上部和中央旁小叶前部发出至脊髓灰质前角运动核的纤维束；皮质红核束（corticorubral tract），自大脑皮质至红核的纤维束；顶桥束（parietopontine tract），自顶叶至脑桥核；丘脑中央辐射（central thalamic radiation）是丘脑腹后核至中央后回的纤维束，传递皮肤和肌、关节的感觉。

（2）经豆状核后部的纤维束，主要有视辐射（optic radiation），由外侧膝状体到视皮质；枕桥束（occipitopontine tract），由枕叶至脑桥核。

（3）经豆状核下部的纤维束，主要有听辐射（acoustic radiation），由内侧膝状体至听皮质；颞桥束（temporopontine tract），由颞叶至脑桥核。

表 12.5 内囊的主要结构
Table 12.5 Major structures in internal capsule

分部 parts	主要结构 major structures
前肢 anterior limb	额桥束、丘脑前辐射 frontopontine tract，anterior thalamic radiation
后肢（豆丘部） posterior limb（thalamolentiform）	皮质脊髓束、皮质红核束、顶桥束、丘脑中央辐射 corticospinal tract，corticorubral tract，parietopontine tract，central thalamic radiation
豆状核后部 retrolentiform	视辐射，枕桥束 optic radiation，occipitopontine tract
豆状核下部 sublentiform	听辐射，颞桥束 acoustic radiation，temporopontine tract
膝 genu	皮质核束 corticonuclear tract

4）**内囊损伤：**内囊是投射纤维集中的部位，局部缺血、出血或肿瘤压迫等常可引起内囊的广泛损伤。内囊不同部位的损伤表现也不同：

（1）若损伤内囊膝，皮质核束受损，可出现对侧舌肌和面下部肌肉瘫痪。

（2）若损伤内囊后肢，丘脑中央辐射受损，可引起对侧偏身感觉障碍；皮质脊髓束受损，导致对侧肢体偏瘫；伤及视辐射时可引起偏盲。

（3）当内囊损伤广泛时，最常见的原因是大脑中动脉的豆纹动脉闭塞，患者会出现对侧偏身感觉丧失（丘脑中央辐射损伤）、对侧偏瘫（皮质脊髓束损伤致痉挛性瘫痪伴巴宾斯基征，皮质核束损伤导致面部下部和舌肌瘫痪）和对侧视野同向偏盲（视辐射损伤）的“三偏”症状。

三、边缘系统

边缘系统（limbic system）包括沿大脑与间脑边界分布的神经核和纤维束，是行为和情感表达的解剖基础。通过下丘脑调解自主神经系统发挥功能，在感觉、进食、战斗、逃跑和交配中发挥作用。

边缘系统由边缘叶及与其联系密切的皮质下结构共同构成，主要结构包括扣带回、海马旁回、齿状回、海马、杏仁体、穹窿、乳头体、丘脑前核。这些结构复杂且经常为环状的连接，最终投射至下丘脑。边缘系统组成复杂，大多数结构前文已提及，下面仅通过海马结构和杏仁体说明边缘系统的结构和功能。

1）**海马结构：**海马结构（hippocampal formation）包括海马（hippocampus）和齿状回（dentate gyrus）。主要功能是识别新事物，在学习和记忆中发挥重要作用。

海马结构主要接受来自内嗅皮质（28 区）的传入，传出主要通过穹窿投射到隔区和乳头体。通过乳头丘脑束，乳头体与丘脑前核进行往返联系；丘脑前核与扣带回又有往返联系；扣带回通过扣带密切联系海马旁回，从而形成一个与学习和记忆、情感等高级神经活动相关的神经环路，称为Papez环路（Papez circuit），即海马环路。简示：海马结构→穹窿→乳头体→乳头丘脑束→丘脑前核→扣带回→扣带→海马旁回→内嗅皮质→海马结构。

2）**杏仁体（amygdaloid body）或称杏仁核（amygdala）**：位于颞叶，侧脑室下角前端和豆状核的腹侧，与大脑皮质、海马、下丘脑、丘脑、基底核等相联系。主要将感觉刺激与情感体验相关联，参与认知记忆和内脏及内分泌活动的调节等。

双侧杏仁核损伤时，丧失对事物的恐惧，无法识别面部的恐惧表情，丧失个人空间的概念。可产生不依赖杏仁核的惊吓反应，可以跟随他人的声音和身体动作等做出恐惧反应。

边缘系统的功能：建立情绪状态和相关行为驱动力；将大脑皮质有意识的智力功能，与大脑其他部位的无意识和自主功能联系起来；促进记忆的存储和提取。

一、名词解释

1. 基底核（basal nuclei）
2. 纹状体（corpus striatum）
3. 杏仁体（amygdaloid body）
4. 胼胝体（corpus callosum）
5. 穹窿（fornix）
6. Broca语言区（Broca speech area）
7. Wernicke语言区（Wernicke speech area）
8. 海马结构（hippocampal formation）
9. Papez环路（Papez circuit）
10. 边缘系统（limbic system）

二、问答题

1. 大脑半球是如何分叶的？
2. 运动区、躯体感觉区、视觉区、听觉区位于大脑皮质的何处？
3. 语言中枢包括哪几部分，分别位于大脑皮质的何处？
4. 大脑的白质有几类纤维，主要包括哪些结构？
5. 试述内囊的位置和分部，各部通过的主要纤维束及损伤后的症状。

第 13 章　神经系统的传导通路

神经系统内存在两大类传导通路（conductive pathway）。感受器接受机体内外环境的各种刺激，并将其转换为神经冲动，沿传入神经元传递至中枢神经系统的相应部位，最后至大脑皮质高级中枢，形成感觉，这样的神经传导通路称为感觉传导通路（sensory pathway），又称上行传导通路（ascending pathway）。另一方面，大脑皮质将这些感觉信息分析整合后，发出指令，沿传出纤维，经脑干和脊髓的运动神经元到达躯体和内脏效应器，产生相应活动，这样的神经传导通路称为运动传导通路（motor pathway），又称下行传导通路（descending pathway）。感觉传导通路和运动传导通路分别是反射弧组成中的传入部和传出部。

一、感觉传导通路

感觉传导通路（上行传导通路）将感觉信息从外周感受器传递至更高级中枢部位。意识性躯体感觉传导通路通常由三级神经元组成：第一级神经元胞体通常位于脊神经节中；第二级神经元胞体位于脊髓或脑干；第三级神经元胞体位于丘脑。躯体感觉传导通路大多在到达大脑皮质之前发生交叉，并发出侧支至局部脊髓反射弧。

（一）本体感觉传导通路

本体感觉是指肌、腱、关节等运动器官本身在不同状态（运动或静止）时，产生的感觉，如闭眼时能感知身体各部的位置。本体感觉又称深感觉，包括位置觉、运动觉和振动觉，本体感觉传导通路又称为深感觉传导通路。此传导通路还传导皮肤的精细触觉，如辨别两点距离和物体的纹理粗细等。

因头面部本体感觉传导通路尚不十分明确，在此主要介绍躯干和四肢的本体感觉传导通路：传至大脑皮质的意识性本体感觉传导通路和传至小脑的非意识性本体感觉传导通路。

1. 躯干和四肢意识性本体感觉和精细触觉传导通路

脊髓后索 - 内侧丘系通路，传导意识性本体感觉和精细触觉，接收 Pancinian 和 Meissner 小体、关节受体、肌梭和高尔基腱器官的信息传入，纤维束排列具有躯体空间定位。该通路由 3 级神经元组成（表 13.1）。

表 13.1 意识性躯体感觉传导通路

Table 13.1 Ascending somatosensory pathways to consciousness

感觉 sensation	身体的痛觉、温度觉和痒觉 pain，thermal sense，and itch from the body	身体的粗略触觉和体表压觉 crude touch and superficial pressure from the body	精细触觉，身体肌肉和关节的振动觉、本体感觉 fine touch，vibratory sense，proprioception sense from muscles and joints of the body
感受器 sensory receptor	Aδ 和 C 纤维末端 Aδ and C fibers endingsa	默克尔触觉盘、游离神经末梢、毛周神经末梢 Merkel's disc，free nerve endings，peritrichial nerve endings	Meissner 小体、Pacinian 小体、肌肉牵拉感受器、高尔基腱器官 Meissner's corpuscles，Pacinian corpuscles，muscle stretch receptors，GOTs
第 1 级神经元胞体的位置 location of cell body of first order neuron	脊（背根）神经节 spinal（dorsal root）ganglion	脊（背根）神经节 spinal（dorsal root）ganglion	脊（背根）神经节 spinal（dorsal root）ganglion
第 1 级神经元轴突 axon of first order neuron	脊神经 spinal nerve	脊神经 spinal nerve	薄束，楔束 fasciculus gracilis，fasciculus cuneatus
第 2 级神经元胞体的位置 location of cell body of second order neuron	脊髓灰质后角 dorsal horn	脊髓灰质后角 dorsal horn	薄束核，楔束核 graciles nucleus，cuneatus nucleus
第 2 级神经元轴突 axon of second order neuron	脊髓丘脑侧束 lateral spinothalamic tract	脊髓丘脑前束 anterior spinothalamic tract	内侧丘系 medial lemniscus
交叉 decussation	白质前连合 anterior white commissure	白质前连合 anterior white commissure	延髓内侧丘系交叉 medial lemniscal decussation in medulla
通路在脊髓的位置 location of pathway in spinal cord	外侧索 lateral funiculus	前索 anterior funiculus	后索 posterior funiculus
第 3 级神经元胞体的位置 location of cell body of third order neuron	丘脑腹后外侧核 ventral posterolateral nucleus of thalamus	丘脑腹后外侧核 ventral posterolateral nucleus of thalamus	丘脑腹后外侧核 ventral posterolateral nucleus of thalamus
第 3 级神经元终止 termination of third order neuron	中央后回 postcentral gyrus	中央后回 postcentral gyrus	中央后回 postcentral gyrus

第 1 级神经元的胞体在脊神经节（spinal ganglia），胞体多为大、中型，纤维较粗有髓鞘，其周围突分布于肌、肌腱、关节等处的本体感受器和皮肤的精细触觉感受器，中枢突经脊神经后根的内侧部进入脊髓后索，分为长的升支和短的降支。①来自第 5 胸节以下的升支在后索的内侧部走行，形成薄束（fasciculus gracilis），传导下肢和躯干下部的本体感觉; 来自第 4 胸节以上的升支在后索的外侧部走行，形成楔束（fasciculus cuneatus），传导上肢和躯干上部的本体感觉。两束上行，分别止于延髓的薄束核和楔束核。②短的降支至后角或前角，完成脊髓牵张反射。

第 2 级神经元的胞体在薄束核（gracile nucleus）和楔束核（cuneate nucleus）内，发出纤维形成内弓状纤维（internal arcuate fibers），向前绕过延髓中央灰质的腹侧，在中线上与对侧薄束核、楔束核发出的纤维交叉，称内侧丘系交叉，交叉后的纤维转折向上，在锥体束的背侧呈前后方向排列，行于延髓中线两侧，称内侧丘系（medial lemniscus）。内侧丘系在脑桥被盖前缘呈横位排列，在中脑被盖位于红核的外侧，最后止于丘脑的腹后外侧核。

第 3 级神经元的胞体在丘脑的腹后外侧核（ventral posterolateral nucleus），发出纤维参与组成丘脑中央辐射（central thalamic radiation）。经内囊后肢主要投射至中央后回的中、上部和中央旁小叶后部，部分纤维投射至中央前回。

此通路在内侧丘系交叉的下方损伤时，患者在闭眼时不能确定损伤同侧关节的位置和运动方向，以及两点间距离。在内侧丘系交叉的上方损伤时，患者在闭眼时不能确定损伤对侧关节的位置和运动方向，以及两点间距离。

2. 躯干和四肢非意识性本体感觉传导通路

非意识性本体感觉传导通路将信息传入小脑，包括脊髓小脑后束、脊髓小脑前束、楔小脑束和脊髓小脑嘴侧束通路。由两级神经元组成，第一级神经元通常位于脊髓。

1）**脊髓小脑后束通路：**将同侧躯干下部、下肢肌梭和腱器官的本体感觉传递至小脑，参与下肢单块肌肉的姿势和精细运动的协调，也可以传递同侧躯干下部和下肢皮肤的触压觉。

第 1 级神经元胞体位于 C_8 ~ L_3 节段的脊神经节，其周围突分布于肌、肌腱、关节的本体感受器及皮肤的触压觉感受器，中枢突经脊神经后根进入脊髓，终止于第 2 级神经元 C_8 ~ L_3 节段的胸核（Clarke’s 柱）。由胸核发出的第 2 级纤维在同侧脊髓外侧索组成脊髓小脑后束（posterior spinocerebellar tract），向上经小脑下脚进入小脑，构成苔藓纤维，到达小脑蚓部皮质。

2）**脊髓小脑前束通路：**传递躯干下部、下肢肌梭和腱器官的本体感觉，与整个下肢的协调运动和姿势相关。

第 1 级神经元胞体位于 L_1 ~ S_2 节段的脊神经节，其周围突分布于肌、肌腱、关节的本体感受器及皮肤的触压觉感受器，中枢突经脊神经后根的内侧部进入脊髓，终止于第 2 级神经元，腰骶膨大（L_1 ~ S_2）灰质第Ⅴ ~ Ⅶ层外侧部。腰骶膨大灰质第Ⅴ ~ Ⅶ

层发出的第 2 级纤维组成对侧和同侧的脊髓小脑前束（anterior spinocerebellar tract），经小脑上脚进入小脑，构成苔藓纤维，止于小脑蚓部皮质。

3）**楔小脑束通路**：传递来自颈部、上肢和躯干上部的本体感觉信息。传递上肢的信息与脊髓小脑后束传递下肢的信息等效。

第 1 级神经元胞体位于 C_2 ~ T_5 节段的脊神经节，其周围突分布于肌、肌腱、关节的本体感受器及皮肤的触压觉感受器，中枢突经楔束进入延髓，终止于第 2 级神经元，楔束副核（accessory cuneate nucleus），发出的第 2 级纤维组成同侧的楔小脑束（cuneocerebellar tract），经小脑下脚止于小脑前叶。

4）**脊髓小脑嘴侧束通路**：传递来自上肢的本体感觉信息。传递上肢的信息与脊髓小脑前束传递下肢的信息等效。

第 1 级神经元胞体位于 C_4 ~ C_8 节段的脊神经节，其周围突分布于肌、肌腱、关节的本体感受器及皮肤的触压觉感受器，中枢突经脊神经后根的内侧部进入脊髓，终止于第 2 级神经元，颈膨大（C_4 ~ C_8）灰质第 VI、VII 层。由颈膨大灰质第 VI、VII 层发出的第 2 级纤维组成同侧的脊髓小脑嘴侧束（rostral spinocerebellar tract），部分纤维交叉至对侧，经小脑下脚或上脚进入小脑，主要至小脑前叶。

（二）痛觉、温度觉、粗触觉和压觉传导通路

痛觉、温度觉、粗触觉和压觉传导通路又称浅感觉传导通路，由 3 级神经元组成（表 13.1）。

1. 躯干和四肢痛觉、温度觉、粗触觉和压觉传导通路

前外侧系统包括脊髓丘脑前束（anterior spinothalamic tract），传导粗略触觉，接受游离神经末梢和 Merkel 触觉盘的信息输入；脊髓丘脑侧束（lateral spinothalamic tract），传导疼痛和温度觉、痒觉。躯体定位为骶部纤维位于后外侧，颈部纤维位于前内侧。

1）**脊髓丘脑前束通路**：

（1）第 1 级神经元的胞体位于脊神经节，周围突分布于躯干和四肢皮肤内的感受器，游离神经末梢或 Merkel 触觉盘；中枢突经后根内侧部进入脊髓，终止于第 2 级神经元。

（2）第 2 级神经元胞体主要位于脊髓灰质第 I、IV ~ VIII 层，发出纤维上升 1 ~ 2 个节段经白质前连合交叉至对侧的前索上行，组成脊髓丘脑前束。上行经延髓下橄榄核的背外侧，脑桥和中脑内侧丘系的外侧，终止于丘脑的腹后外侧核。

（3）第 3 级神经元的胞体位于丘脑的腹后外侧核，发出纤维参与组成丘脑中央辐射，经内囊后肢投射到中央后回的躯体感觉区（3、1、2 区）。

2）**脊髓丘脑侧束通路**：

（1）第 1 级神经元的胞体位于脊神经节，胞体为中、小型，突起较细、薄髓或无髓，其周围突分布于躯干和四肢皮肤内的感受器，游离神经末梢或温度觉感受器；中枢突

经后根的外侧部进入脊髓，经背外侧束，终止于第 2 级神经元。

（2）第 2 级神经元胞体主要位于脊髓灰质第 I、IV ~ VIII 层，发出纤维上升 1 ~ 2 个节段经白质前连合交叉至对侧的外侧索上行，组成脊髓丘脑侧束。脑干内，脊髓丘脑侧束和脊髓丘脑前束合称为脊丘系（脊髓丘脑束），上行经延髓下橄榄核的背外侧，脑桥和中脑内侧丘系的外侧，终止于丘脑的腹后外侧核。

（3）第 3 级神经元的胞体位于丘脑的腹后外侧核，发出纤维参与组成丘脑中央辐射，经内囊后肢投射到中央后回的躯体感觉区（3、1、2 区）。

2. 头面部的痛觉、温度觉和触压觉传导通路

头面部痛觉、温度觉和触压觉由三叉丘脑通路传导，包括三叉丘脑前束通路和三叉丘脑后束通路传导。三叉丘脑前束（anterior trigeminothalamic tract）接受来自对侧三叉神经脊束核的痛觉、温度觉和粗略触觉传入信息，以及来自对侧三叉神经脑桥核的精细触觉和压觉传入信息。终止于丘脑的腹膜后内侧核。三叉丘脑后束（posterior trigeminothalamic tract）主要与来自同侧面部口腔的精细触觉和压觉传导相关，由来自同侧三叉神经脑桥核的纤维构成。

1）三叉丘脑前束通路：

（1）第 1 级神经元的胞体位于三叉神经节、舌咽神经上神经节、迷走神经上神经节和膝神经节，其周围突经相应的脑神经分支分布于头面部皮肤及口鼻腔黏膜的相关感受器，游离神经末梢、Merkel 触觉盘、Meissner 和 Pancinian 小体；中枢突经三叉神经根、舌咽、迷走和面神经入脑干。三叉神经中传导痛觉、温觉的三叉神经根的纤维入脑后下降为三叉神经脊束（spinal tract of trigeminal nerve），连同舌咽、迷走和面神经的纤维一起止于三叉神经脊束核；传导触压觉的纤维终止于三叉神经脑桥核。

（2）第 2 级神经元的胞体位于三叉神经脊束核（spinal trigeminal nucleus）和三叉神经脑桥核，又称三叉神经感觉主核（principal sensory nucleus of trigeminal nerve）内，发出的纤维交叉至对侧，组成三叉丘系，又称三叉丘脑束，即三叉丘脑前束，止于丘脑的腹后内侧核。

（3）第 3 级神经元的胞体在丘脑的腹后内侧核（ventral posteromedial nucleus），发出纤维参与组成丘脑中央辐射，经内囊后肢，投射到中央后回下部。

2）三叉丘脑后束通路：

（1）第 1 级神经元的胞体位于三叉神经节、舌咽神经上神经节、迷走神经上神经节和膝神经节，其周围突经相应的脑神经分支分布于头面部皮肤及口鼻腔黏膜的相关感受器，Meissner 和 Pancinian 小体；中枢突经三叉神经根和舌咽、迷走和面神经入脑干，终止于三叉神经脑桥核。

（2）第 2 级神经元的胞体位于三叉神经脑桥核内，发出的纤维在同侧，组成三叉丘脑后束，止于丘脑的腹后内侧核。

（3）第 3 级神经元的胞体在丘脑的腹后内侧核，发出纤维参与组成丘脑中央辐射，经内囊后肢，投射到中央后回下部。

头面部的痛觉、温度觉和触觉、压觉传导通路中，三叉神经中脑核不是第2级神经元胞体所在。三叉神经中脑核，含有假单极神经元，是第1级神经元，传递咀嚼肌的本体感觉至三叉神经运动核与感觉核、网状结构及小脑，参与咀嚼肌的反射，协调肌肉的运动。

（三）视觉传导通路和瞳孔对光反射

1. 视觉传导通路

1）**视觉传导通路的组成：**视觉传导通路（visual pathway）包括3级神经元。眼球视网膜神经部最外层的视锥细胞和视杆细胞为光感受器细胞，中层的双极细胞（bipolar cells）为第1级神经元，最内层的节细胞（ganglion cells）为第2级神经元，其轴突在视神经盘处集合成视神经（optic nerve）。

视神经通过视神经管进入颅腔，形成视交叉（optic chiasm）后，延续为视束（optic tract）。在视交叉中，来自两眼视网膜鼻侧半的纤维交叉，交叉后的纤维加入对侧视束；来自视网膜颞侧半的纤维不交叉，进入同侧视束。因此，左侧视束内含有来自两眼视网膜左侧半的纤维，右侧视束内含有来自两眼视网膜右侧半的纤维。视束绕过大脑脚向后，主要终止于外侧膝状体。

第3级神经元胞体在外侧膝状体（lateral geniculate body）内，由外侧膝状体核发出纤维组成视辐射（optic radiation），经内囊后肢投射到枕叶距状沟上下的视区皮质（visual cortex），产生视觉。

视束中尚有少量纤维经上丘臂终止于上丘和顶盖前区。上丘发出的纤维组成顶盖脊髓束，下行至脊髓，完成视觉反射。顶盖前区是瞳孔对光反射通路的中枢。

2）**视觉传导通路的损伤：**视野（visual field）指眼球固定向前平视时所能看到的空间范围。由于眼球屈光装置对光线的折射作用，鼻侧半视野的物象投射到颞侧半视网膜，颞侧半视野的物象投射到鼻侧半视网膜，上半视野的物象投射到下半视网膜，下半视野的物象投射到上半视网膜。

当视觉传导通路的不同部位受损时，可引起不同的视野缺损：

（1）视网膜损伤引起的视野缺损与损伤的位置和范围有关，若损伤在视神经盘则视野中出现较大暗点，若黄斑部受损则中央视野有暗点，其他部位损伤则对应部位有暗点。

（2）一侧视神经损伤，可致同侧眼视野全盲。

（3）视交叉中交叉纤维损伤，可致双眼视野颞侧半偏盲。

（4）一侧视交叉外侧部的不交叉纤维损伤，可致患侧眼视野的鼻侧半偏盲。

（5）一侧视束及以后的视觉传导通路受损，如视辐射、视区皮质受损，可致双眼病灶对侧半视野同向性偏盲，如右侧受损则右眼视野鼻侧半和左眼视野颞侧半偏盲。

2. 瞳孔对光反射

光照一侧眼的瞳孔，引起两眼瞳孔缩小的反应称为瞳孔对光反射（pupillary light reflex）。光照侧眼的反应称为直接对光反射（direct pupillary light reflex），光未照射侧的反应称为间接对光反射，或互感性对光反射（consensual pupillary light reflex）。瞳孔对光反射的通路如下：视网膜→视神经→视交叉→两侧视束→上丘臂→顶盖前区→两侧动眼神经副核→动眼神经→睫状神经节→节后纤维→瞳孔括约肌收缩→两侧瞳孔缩小。

瞳孔对光反射在临床上有重要意义：①一侧视神经受损时，信息传入中断，光照患侧眼的瞳孔，两侧瞳孔均无反应；但光照健侧眼的瞳孔，则两眼瞳孔对光反射均存在。即患侧眼的瞳孔直接对光反射消失，间接对光反射存在；健侧眼的瞳孔直接对光反射存在，间接对光反射消失。②一侧动眼神经受损时，由于神经传出中断，无论光照哪一侧眼，患侧眼的瞳孔对光反射都消失，即患侧眼的瞳孔直接及间接对光反射均消失，但健侧眼的瞳孔直接和间接对光反射均存在（表 13.2）。③双眼瞳孔对光反射消失，可能预示病危。

表 13.2　瞳孔对光反射通路的传入或传出途径受损

Table 13.2 Lesion in the afferent or efferent limb of the pupillary light reflex pathway

损伤 lesion	同侧 ipsilateral		对侧 contralateral	
	直接对光反射 direct pupillary light reflex	互感性（间接）对光反射 consensual pupillary light reflex	直接对光反射 direct pupillary light reflex	互感性（间接）对光反射 consensual pupillary light reflex
视神经 optic nerve	消失 absent	存在 normal	存在 normal	消失 absent
动眼神经 oculomotor nerve	消失 absent	消失 absent	存在 normal	存在 normal

（四）听觉传导通路

听觉系统是特殊躯体感觉系统，可检测 20 ~ 20000Hz 的声音频率，平时说话范围在 300 ~ 3000Hz 之间。听到的声音与 3 个方面相关，包括①位置：涉及上橄榄核的中枢神经系统的比较；②频率：基底膜振动的位置；③振幅：多少蜗神经纤维参与。听觉传导通路有 4 级神经元。

第 1 级神经元为蜗神经节内的双极细胞（bipolar cells of the cochlear ganglion），其周围突分布于内耳的螺旋器（Corti 器）；中枢突组成蜗神经，与前庭神经一起，在延髓和脑桥交界处入脑，止于蜗腹侧核和蜗背侧核。

第 2 级神经元胞体在蜗腹侧核和蜗背侧核。蜗背侧核（dorsal cochlear nucleus）发出纤维大部分在脑桥内形成斜方体（trapezoid body），并交叉至对侧，至上橄榄核外侧转折上行，形成外侧丘系（lateral lemniscus）。外侧丘系的纤维经中脑被盖的背外侧部大多数止于下丘。蜗腹侧核（ventral cochlear nucleus）发出纤维至同侧或对侧的上橄榄核（superior olivary nucleus）交换神经元，经同侧或对侧的外侧丘系，至下丘。

第 3 级神经元胞体在下丘（inferior colliculus），其纤维经下丘臂止于内侧膝状体。

第 4 级神经元胞体在内侧膝状体（medial geniculate body），发出纤维组成听辐射，经内囊后肢，止于大脑皮质的听觉区，颞横回（transverse temporal gyri）。

听觉冲动是双侧传导的。若一侧通路在外侧丘系以上部位受损，患侧听力通常不会完全丧失，但若损伤了蜗神经、内耳或中耳，则将导致听觉障碍。

听觉的反射中枢在下丘。下丘神经元发出纤维到上丘，再由上丘神经元发出纤维，经顶盖脊髓束下行至脊髓灰质前角神经元，完成听觉反射。

此外，大脑皮质听觉区还可发出下行纤维，经听觉通路上的各级神经元中继，影响内耳螺旋器的感受功能，形成听觉通路上的抑制性反馈调节。

二、运动传导通路

运动传导通路（下行传导通路）与躯体和内脏的活动相关，起自大脑皮质或脑干。至躯体运动效应器骨骼肌的神经传导通路，称为躯体运动传导通路，包括锥体系和锥体外系。至内脏活动效应器心肌、平滑肌、腺体等的神经传导通路，为内脏运动传导通路。

（一）锥体系

1. 锥体系的组成

锥体系（pyramidal system）由上运动神经元和下运动神经元两级神经元组成。①上运动神经元（upper motor neurons，UMN）是位于大脑皮质的神经元，发出皮质核束和皮质脊髓束，直接或通过中间神经元间接止于下运动神经元。②下运动神经元（lower motor neurons，LMN）直接支配骨骼肌，为脑神经中一般躯体和特殊内脏运动核（与 III、IV ~ VII，IX ~ XII 脑神经相连）及脊髓灰质前角运动神经神经元。下运动神经元胞体和轴突构成运动传导通路的最后公路（final common pathway）。

锥体束（pyramidal tract）由位于中央前回和中央旁小叶前部的巨型锥体细胞（Betz 细胞）和其他类型锥体细胞，以及位于额、顶叶部分区域的锥体细胞发出的轴突组成。经内囊下行，其中，下行至脊髓的纤维束称皮质脊髓束；止于脑干内一般躯体运动核和特殊内脏运动核的纤维束称为皮质核束。

1）**皮质脊髓束（corticospinal tract）**：由中央前回上、中部和中央旁小叶前部等处皮质的锥体细胞轴突集中而成，下行经内囊后肢的前部、大脑脚底中 3/5 的外侧部和脑桥基底部，至延髓锥体。在锥体下端，75% ~ 90% 的纤维交叉至对侧，形成锥体交叉。①交叉后的纤维在对侧脊髓侧索下行，称皮质脊髓侧束（lateral corticospinal tract）。此束沿途发出侧支，逐节终止于脊髓灰质前角运动神经元，可达骶髓节段，主要支配四肢肌。②在延髓锥体交叉，皮质脊髓束中小部分未交叉的纤维在同侧脊髓前索内下行，称皮质脊髓前束（anterior corticospinal tract），该束仅达上胸髓节段，并经白质前连合逐节交叉至对侧，终止于脊髓灰质前角运动神经元，支配躯干和四肢骨骼肌的运动。皮质脊髓前束中有一部分纤维始终不交叉而止于同侧脊髓前角运动神经元，主要支配躯干肌。所以，躯干肌受双侧大脑皮质支配，而上下肢肌只受对侧支配，故一侧皮质脊髓束在锥体交叉前受损，主要引起对侧肢体瘫痪，躯干肌运动不受明显影响；在锥体交叉后受损，主要引起同侧肢体瘫痪。

皮质脊髓束只有 10% ~ 20% 的纤维直接终止于前角运动神经元，以单突触联系，直接止于前角内支配四肢肌的 α 运动神经元。其他大部分纤维经中间神经元中继后与前角细胞联系，使一部分肌肉兴奋，另一部分肌肉（拮抗肌）抑制，协调完成运动。

2）**皮质核束**（corticonuclear tract）：又称皮质脑干束，主要由中央前回下部的锥体细胞的轴突聚集而成，下行经内囊膝至大脑脚底中 3/5 的内侧部，由此向下陆续分出纤维：①大部分终止于双侧脑神经运动核，如三叉神经运动核、面神经核支配上部面肌的细胞群、疑核和副神经脊髓核，这些核团发出的纤维依次支配咀嚼肌、面上部表情肌、咽喉肌、胸锁乳突肌和斜方肌。②小部分纤维完全交叉至对侧，终止于面神经核支配下部面肌的神经元细胞群和舌下神经核，二者发出的纤维分别支配对侧面下部的面肌和舌肌。因此，除支配面下部肌的面神经核和舌下神经核只接受对侧皮质核束支配外，其他脑神经运动核均接受双侧皮质核束的纤维。

一侧上运动神经元损伤，可产生对侧眼裂以下的面肌和对侧舌肌瘫痪，表现为病灶对侧鼻唇沟消失，口角低垂并向病灶侧偏斜，流涎，不能做鼓腮、露齿等动作，伸舌时舌尖偏向病灶对侧，称为核上瘫（supranuclear paralysis）。

一侧面神经核的神经元损伤，可致病灶侧所有的面肌瘫痪，表现为额纹消失，眼不能闭合，口角下垂，鼻唇沟消失等；一侧舌下神经核的神经元损伤，可致病灶侧全部舌肌瘫痪，表现为伸舌时舌尖偏向病灶侧，两者均为下运动神经元损伤，故统称为核下瘫（infranuclear paralysis）。

2. 锥体系的损伤

锥体系的任何部位损伤都可引起其支配区的随意运动障碍，导致瘫痪，可分为两类（表 13.3）。

1）**上运动神经元损伤**：指脊髓前角运动神经元和脑神经运动核以上的锥体系损伤，即锥体细胞或其轴突组成的锥体束的损伤。

急性期出现短暂的脊休克，表现为弛缓性瘫痪（软瘫），反射消失，肌张力减低。

慢性期表现：①痉挛性瘫痪（硬瘫），随意运动障碍，肌张力增高，由于上运动神经元对下运动神经元的抑制作用丧失（脑神经核上瘫时肌张力增高不明显），但早期肌萎缩不明显（因未失去下运动神经元的支配）。②深反射亢进（因失去高级控制）。③浅反射，如腹壁反射、提睾反射等，减弱或消失（因锥体束的完整性被破坏）。④出现病理反射，如巴宾斯基征等（因锥体束的功能受到破坏）。

表 13.3 上运动神经元与下运动神经元损伤的比较

Table 13.3 Upper motor neuron（UMN）vs lower motor neuron（LMN）lesions

差异 difference	上运动神经元损伤 UMN lesion	下运动神经元损伤 LMN lesion
力量 strength	降低 lowers	降低 lowers
肌张力 tone	增高（痉挛）increases（spastic）	减低（松弛）decreases（flaccid）
深（腱）反射 deep（tendon） reflexes	增强 increased	减弱 decreased
浅反射 superficial reflexes	消失 absent	消失 absent
肌肉量 muscle mass	仅轻微损失 slight loss only	减少 / 萎缩 decreases / atrophy
巴宾斯基征 Babinski sign	阳性（脚趾向上）positive（toe up）	阴性（脚趾向下）negative（toe down）

2）**下运动神经元损伤：**指脑神经运动核和脊髓灰质前角运动神经元以下的锥体系损伤，即脑神经运动核和脊髓灰质前角运动神经元，以及它们的轴突（脑神经和脊神经）的损伤。表现为因失去神经直接支配所致的随意运动障碍、肌张力降低，故又称为弛缓性瘫痪（软瘫）。由于神经营养障碍，还导致肌萎缩。因所有反射弧的传出部分均中断，故浅反射和深反射都消失，不出现病理反射。

（二）锥体外系

锥体外系（extrapyramidal system）指锥体系以外的影响和控制躯体运动的所有传导通路。锥体外系由多级神经元组成，结构十分复杂，包括大脑皮质（主要是躯体运动区和躯体感觉区）、新纹状体（尾状核和壳）、旧纹状体（苍白球）、底丘脑、丘脑、黑质、红核、中脑顶盖、脑桥核、前庭神经核、小脑和脑干网状结构等以及它们的纤维联系。锥体外系的纤维最后经红核脊髓束、网状脊髓束等，下行终止于脑神经运动核和脊髓灰质前角运动神经元。

在种系发生上，锥体外系是较古老的结构，人类由于大脑皮质和锥体系的高度发达，锥体外系不再是控制全身运动的主要系统，而是协调锥体系的活动，二者协同完成运动功能，是互相依赖不可分割的整体。只有在锥体外系保持肌张力稳定协调的前提下，锥体系才能完成一切精确的随意运动，如写字、刺绣等。锥体外系对锥体系也有一定的依赖性，锥体系是运动的发起者，有些习惯性动作开始是由锥体系发起，然后才处于锥体外系的管理之下，如骑车、游泳等。

锥体外系的主要功能是调节肌张力、协调肌肉活动、维持体态姿势和习惯性动作，例如走路时双臂自然协调地摆动等。

主要的锥体外系通路：

1）**皮质 - 脑桥 - 小脑 - 皮质环路：**此环路是锥体外系中的重要反馈环路之一，人类最为发达。大脑皮质各部发出纤维，经皮质脑桥束至脑桥核。脑桥核发出纤维，左右交叉，经小脑中脚进入小脑，至新小脑皮质。新小脑皮质发出纤维在齿状核中继后经小脑上脚进入对侧丘脑腹外侧核。丘脑腹外侧核发出纤维投射到大脑皮质躯体运动区（4 区）和运动前区（6 区）。

由于小脑还接受来自脊髓的本体感觉纤维，因而能更好地协调和共济肌肉运动。上述环路的任何部位损伤，都会导致共济失调，如行走蹒跚和醉汉步态等。

2）**皮质 - 纹状体 - 背侧丘脑 - 皮质环路：**该环路对发出锥体束的皮质运动区的活动有重要的反馈调节作用。

3）**新纹状体 - 黑质环路：**自尾状核和壳发出纤维，止于黑质，再由黑质发出纤维返回尾状核和壳。黑质神经细胞能产生和释放多巴胺，当黑质变性时，使纹状体内的多巴胺含量降低，与帕金森（Parkinson）病（震颤麻痹）的发生有关。

4）**苍白球 - 底丘脑环路：**苍白球发出纤维止于底丘脑核，后者发出纤维返回苍白球，对苍白球发挥抑制性反馈调节作用。一侧底丘脑核受损，丧失对同侧苍白球的抑制，对侧肢体出现大幅度不自主性动作。

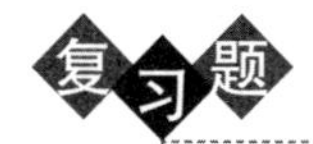

一、名词解释

1. 上运动神经元（upper motor neurons）
2. 下运动神经元（lower motor neurons）
3. 锥体外系（extrapyramidal system）

二、问答题

1. 试述躯干和四肢意识性本体感觉和精细触觉传导通路。
2. 试述躯干和四肢痛觉、温度觉、粗触觉和压觉传导通路。
3. 试述头面部的痛觉、温度觉和触觉、压觉传导通路。
4. 试述视觉传导通路及不同部位损伤后的表现。
5. 试述瞳孔对光反射传导通路，视神经、动眼神经损伤后有何表现？
6. 试述听觉传导通路。
7. 上、下运动神经元损伤后表现分别是什么？

参考文献

［1］丁文龙，王海杰 . 系统解剖学（8 年制）［M］. 3 版 . 北京：人民卫生出版社，2015.

［2］ALAN R. CROSSMAN，DAVID NEARY. Neuroanatomy an illustrated color text［M］. 5th ed.Churchill Livingstone: Elsevier, 2015.

［3］MARIA A. PATESTAS，LESLIE P. GARTNER. A Textbook of neuroanatomy［M］. 2nd ed. Hoboken, New Jersey: Wiley Blackwell，2016.

［4］JOHN H. MARTIN. Neuroanatomy text and atlas［M］. 4th ed. New York: McGraw Hill，2012.

［5］RICHARD S. SNELL.Clinical neuroanatomy［M］. 7th ed. Wolters Kluwer: Lippincott Williams &Wilkins，2010.

［6］STEPHEN J. DEARMOND，MADELINE M. FUSCO，MAYNARD M. Dewey. Structure of the human brain a photographic atlas［M］. 3rd ed. New York：Oxford，1989.

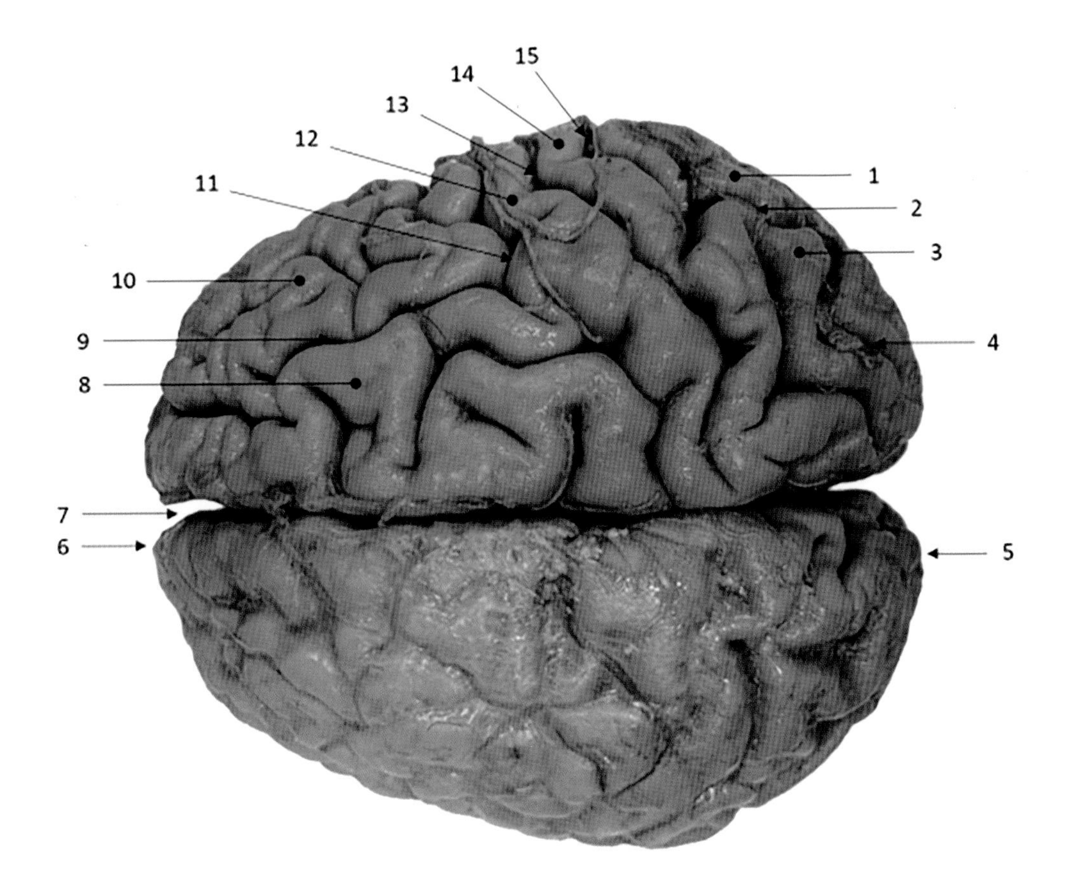

图 1　大脑的上面：上半部分脑膜已剥离，显露出大脑表面

Figure 1　Superior surface of the brain. The meninges have been stripped from the up half to reveal the surface of the brain

1. 顶下小叶 inferior parietal lobule
2. 顶内沟 intraparietal sulcus
3. 顶上小叶 superior parietal lobule
4. 枕横沟 transverse occipital sulcus
5. 枕极 occipital pole
6. 额极 frontal pole
7. 大脑纵裂 longitudinal cerebral fissure
8. 额上回 superior frontal gyrus
9. 额上沟 superior frontal sulcus
10. 额中回 middle frontal gyrus
11. 中央前沟 precentral sulcus
12. 中央前回 precentral gyrus
13. 中央沟 central sulcus (Rolandic fissure)
14. 中央后回 postcentral gyrus
15. 中央后沟 postcentral sulcus

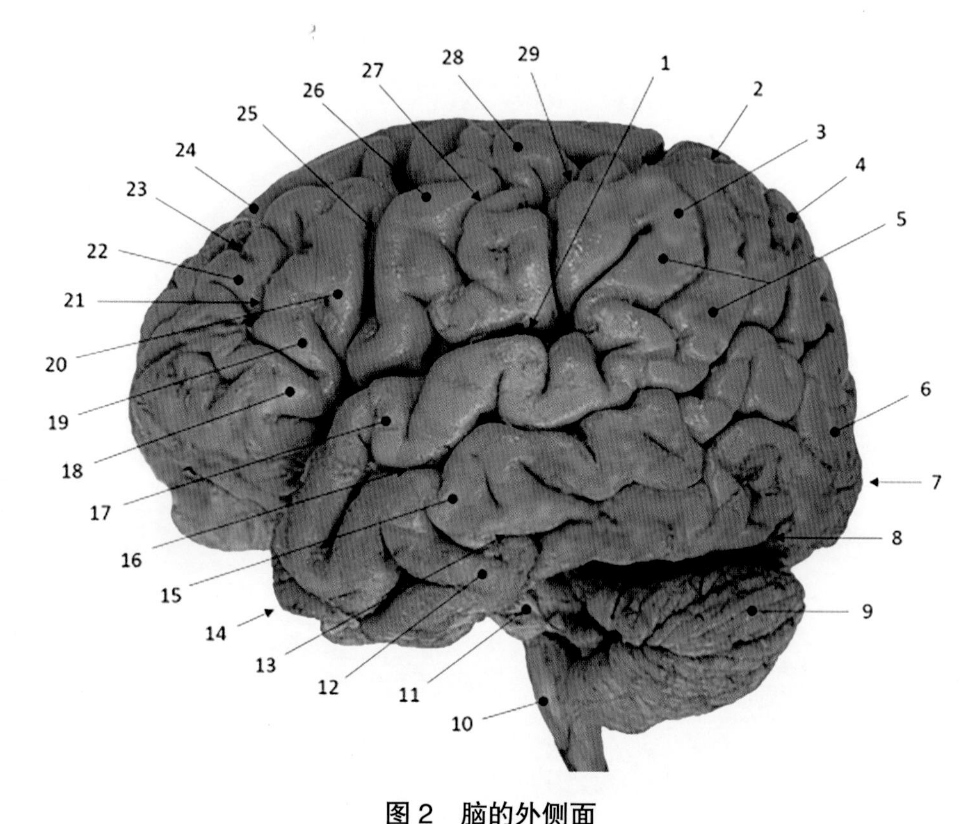

图 2　脑的外侧面

Figure 2　Lateral surface of the brain

1. 外侧沟 lateral sulcus (Sylvian fissure)
2. 顶内沟 intraparietal sulcus
3. 缘上回 supramarginal gyrus
4. 角回 angular gyrus
5. 顶下小叶 inferior parietal lobule
6. 枕外侧回 lateral occipital gyri
7. 枕极 occipital pole
8. 枕前切迹 preoccipital notch
9. 小脑半球 cerebellar hemisphere
10. 延髓 medulla oblongata
11. 脑桥 pons
12. 颞下回 inferior temporal gyrus
13. 颞下沟 inferior temporal sulcus
14. 颞极 temporal pole
15. 颞中回 middle temporal gyrus
16. 颞上沟 superior temporal sulcus
17. 颞上回 superior temporal gyrus
18. 额下回眶部 orbital part of inferior frontal gyrus
19. 额下回三角部 triangular part of inferior frontal gyrus
20. 额下回岛盖部 opercular part of inferior frontal gyrus
21. 额下沟 inferior frontal sulcus
22. 额中回 middle frontal gyrus
23. 额上沟 superior frontal sulcus
24. 额上回 superior frontal gyrus
25. 中央前沟 precentral sulcus
26. 中央前回 precentral gyrus
27. 中央沟 central sulcus (Rolandic fissure)
28. 中央后回 postcentral gyrus
29. 中央后沟 postcentral sulcus

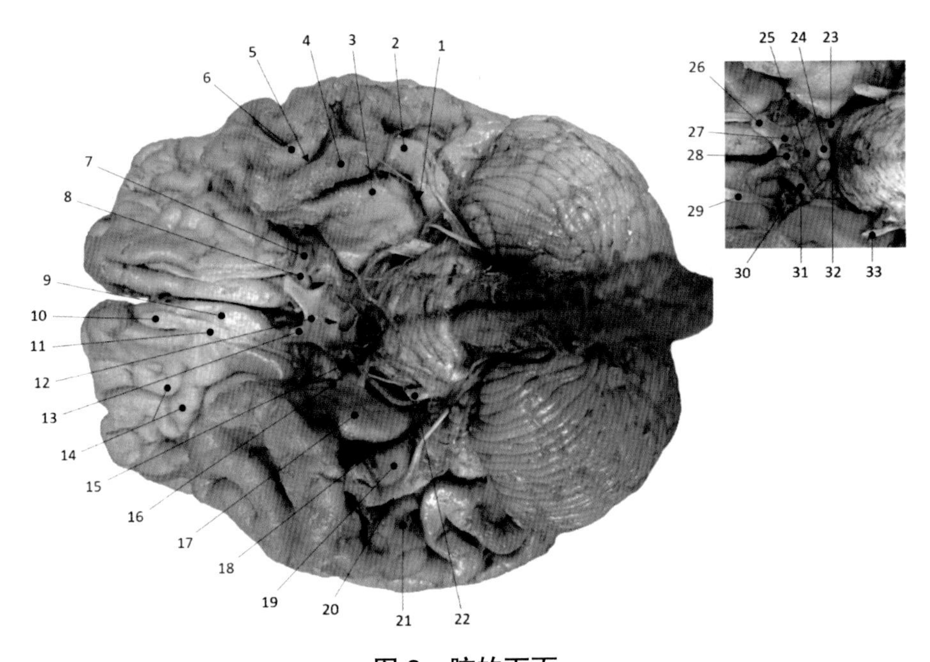

图 3　脑的下面

Figure 3　Inferior surface of the brain

1. 侧副沟 collateral sulcus
2. 枕颞内侧回 medial occipitotemporal gyrus
3. 海马旁回 parahippocampal gyrus
4. 颞下回 inferior temporal gyrus
5. 颞下沟 inferior temporal sulcus
6. 颞中回 middle temporal gyrus
7. 外侧嗅纹 lateral olfactory stria
8. 内侧嗅纹 medial olfactory stria
9. 直回 straight gyrus
10. 嗅球 olfactory bulb
11. 嗅束 olfactory tract
12. 视交叉 optic chiasm
13. CN II 视神经 optic nerve
14. 眶回 orbital gyri
15. 视束 optic tract
16. 钩 uncus
17. 海马旁回 parahippocampal gyrus
18. 侧副沟 collateral sulcus
19. 枕颞内侧回 medial occipitotemporal gyrus
20. 枕颞沟 occipitotemporal sulcus
21. 枕颞外侧回 lateral occipitotemporal gyrus
22. CN V 三叉神经 trigeminal nerve
23. 大脑脚 cerebral peduncle
24. 乳头体 mammillary body
25. 灰结节 tuber cinereum
26. CN II 视神经 optic nerve
27. 视交叉 optic chiasm
28. 漏斗柄 infundibular stem
29. 嗅束 olfactory tract
30. 前穿质 anterior perforated substance
31. 视束 optic tract
32. 后穿质 posterior perforated substance
33. CN V 三叉神经 trigeminal nerve

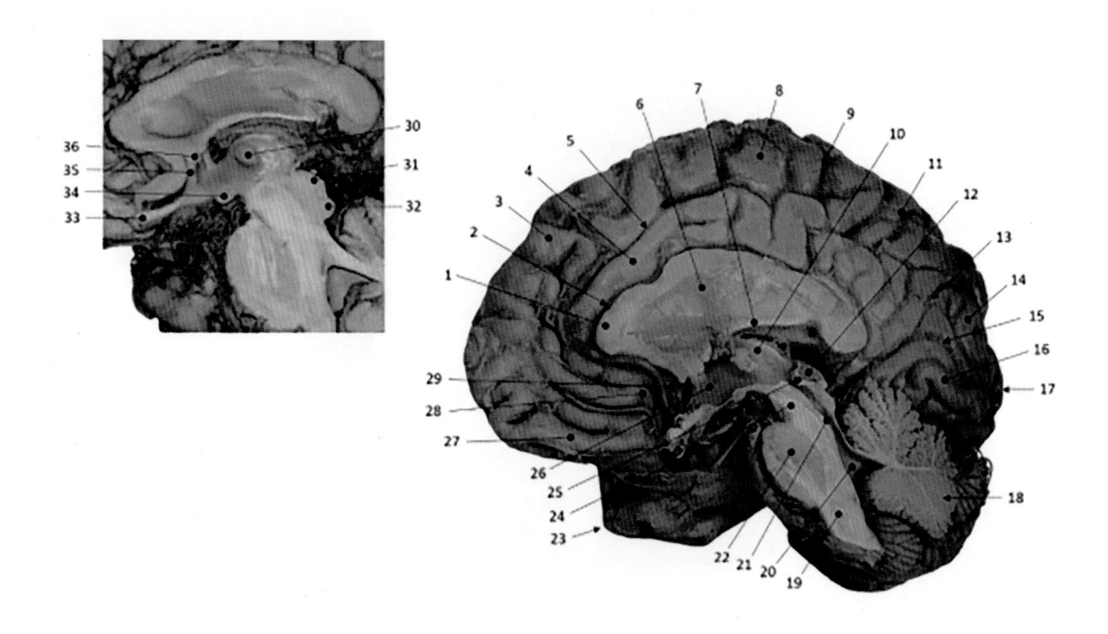

图 4　脑的内侧面

Figure 4　Medial surface of the brain

1. 胼胝体 corpus callocum
2. 胼胝体沟 sulcus of corpus callosum
3. 额上回 superior frontal gyrus
4. 扣带回 cingulate gyrus
5. 扣带沟 cingulate sulcus
6. 透明隔 septum pellucidum
7. 穹窿 fornix
8. 中央旁小叶 paracentral lobule
9. 边缘沟（扣带沟的边缘支）marginal sulcus (margin of the cingulate sulcus)
10. 丘脑 thalamus
11. 楔前叶 precuneus
12. 松果体 pineal body
13. 顶枕沟 parietooccipital sulcus
14. 楔叶 cuneus
15. 距状沟 calcarine sulcus
16. 舌回 lingual gyrus
17. 枕极 occipital pole
18. 小脑 cerebellum
19. 延髓 medulla oblongata
20. 第四脑室 fourth ventricle
21. 大脑导水管（中脑水管）cerebral aqueduct
22. 脑桥 pons
23. 颞极 temporal pole
24. 中脑 midbrain
25. 后连合 posterior commissure
26. 下丘脑 hypothalamus
27. 直回 straight gyrus
28. 胼胝体下区 subcallosal area
29. 终板旁回 paraterminal gyrus
30. 丘脑间粘连 interthalamic adhesion
31. 上丘 superior colliculus
32. 下丘 inferior colliculus
33. CN II 视神经 optic nerve
34. 乳头体 mammillary body
35. 终板 lamina terminalis
36. 前连合 anterior commissure

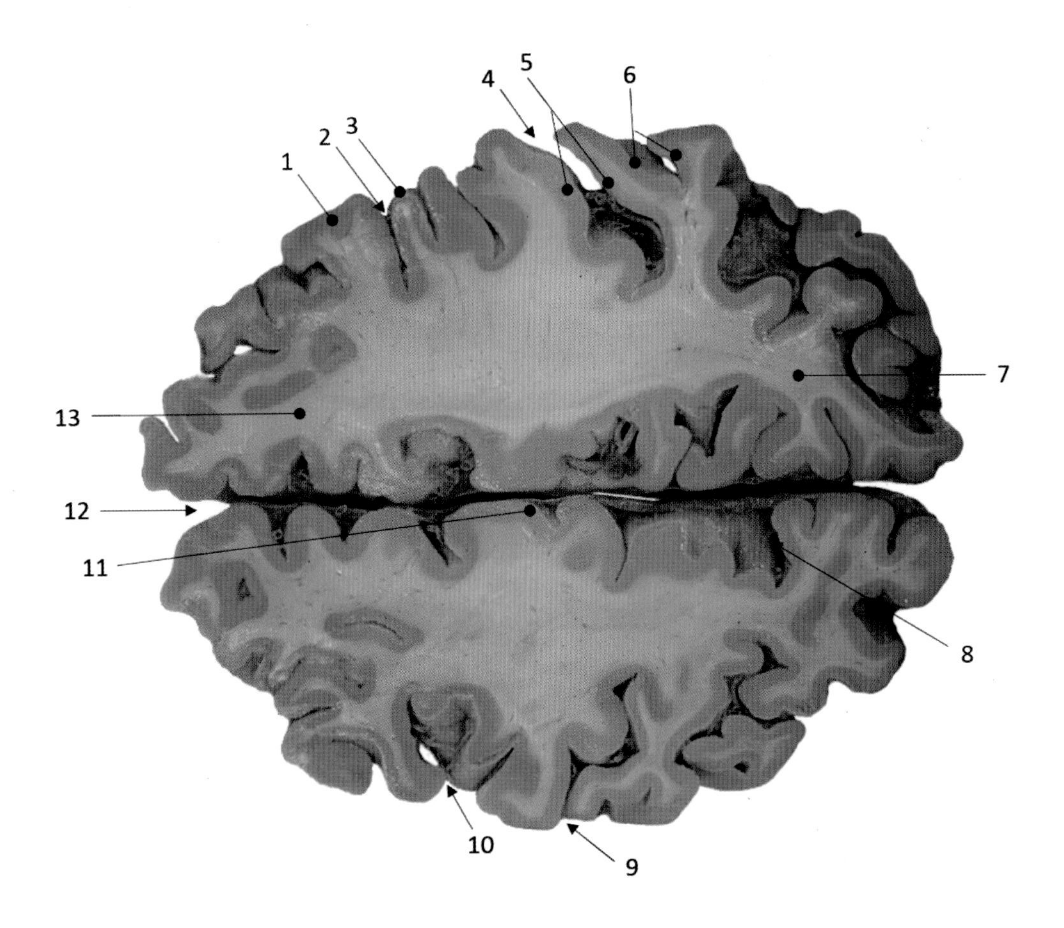

图 5　脑的水平切面（1）

Figure 5　Horizontal section of the brain（1）

1. 中央前回 precentral gyrus
2. 中央沟 central sulcus (Rolandic fissure)
3. 中央后回 postcentral gyrus
4. 外侧沟 lateral sulcus (Sylvian fissure)
5. 缘上回 supramarginal gyrus
6. 角回 angular gyrus
7. 枕叶 occipital lobe
8. 顶枕沟 parietooccipital sulcus
9. 外侧沟 lateral sulcus (Sylvian fissure)
10. 中央沟 central sulcus (Rolandic fissure)
11. 扣带回 cingulate gyrus
12. 大脑纵裂 longitudinal cerebral fissure
13. 额叶 frontal lobe

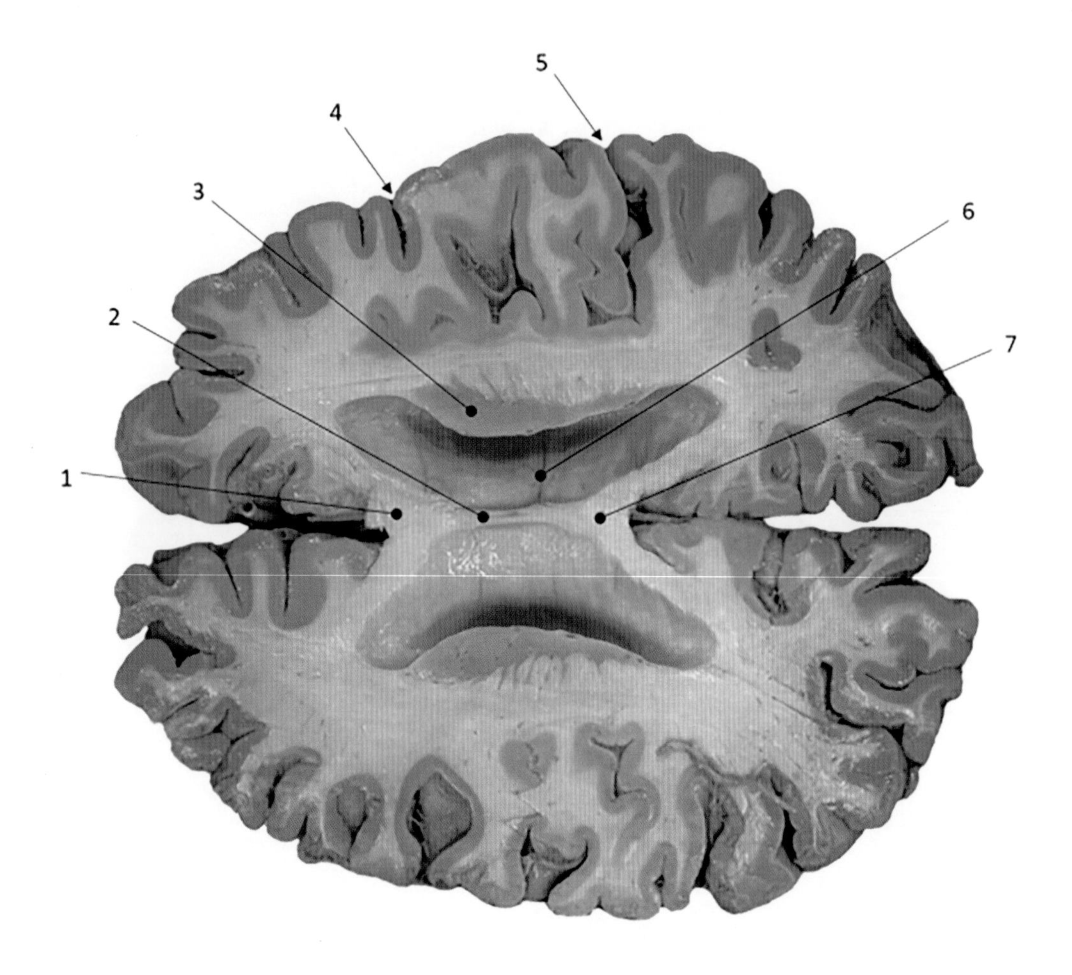

图 6　脑的水平切面（2）

Figure 6　Horizontal section of the brain（2）

1. 胼胝体 corpus callocum
2. 透明隔 septum pellucidum
3. 尾状核体 body of caudate nucleus
4. 中央沟 central sulcus (Rolandic fissure)
5. 外侧沟 lateral sulcus (Sylvian fissure)
6. 侧脑室（体）lateral ventricle (body)
7. 胼胝体 corpus callocum

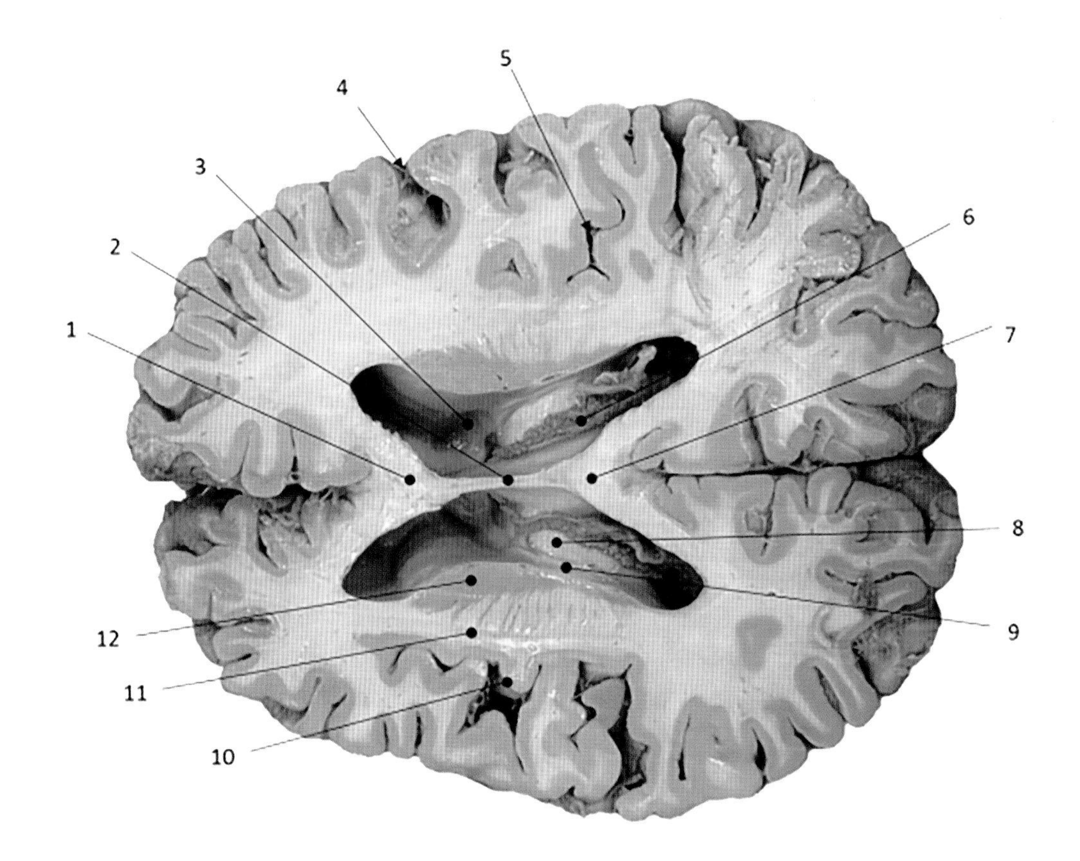

图 7　脑的水平切面（3）

Figure 7　Horizontal section of the brain（3）

1. 胼胝体 corpus callocum
2. 透明隔 septum pellucidum
3. 侧脑室（体）lateral ventricle (body)
4. 中央沟 central sulcus (Rolandic fissure)
5. 外侧沟 lateral sulcus (Sylvian fissure)
6. 脉络丛 choroid plexus
7. 胼胝体 corpus callocum
8. 丘脑 thalamus
9. 丘纹上静脉和终纹 superior thalamostriate vein and stria terminalis
10. 岛叶 insula
11. 屏状核 claustrum
12. 尾状核 caudate nucleus

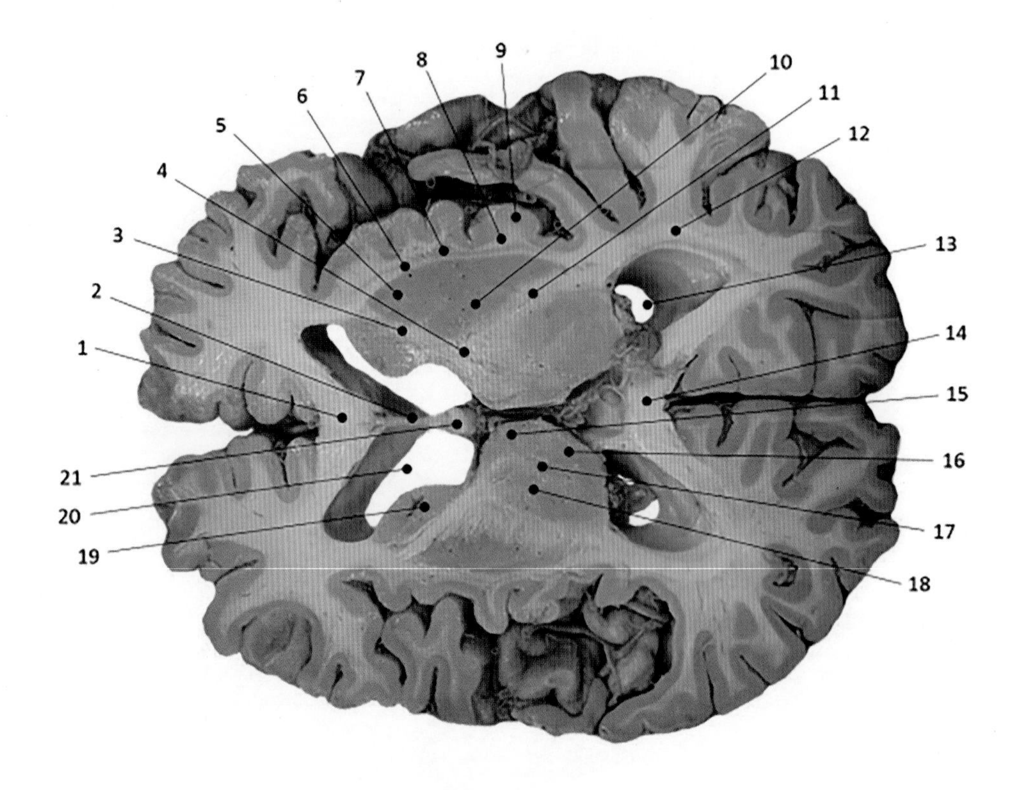

图 8　脑的水平切面（4）

Figure 8　Horizontal section of the brain（4）

1. 胼胝体膝 genu of corpus callocum
2. 透明隔 septum pellucidum
3. 内囊前肢 anterior limb of internal capsule
4. 内囊膝 genu of internal capsule
5. 壳 putamen
6. 外囊 external capsule
7. 屏状核 claustrum
8. 最外囊 extreme capsule
9. 岛叶 insula
10. 苍白球 globus pallidus
11. 内囊后肢 posterior limb of internal capsule
12. 视辐射 optic radiation
13. 侧脑室颞（下）角 temporal (inferior) horn of lateral ventricle
14. 胼胝体压部 splenium of corpus callosum
15. 丘脑前核群 anterior nuclear group of thalamus
16. 丘脑内侧核群 medial nuclear group of thalamus
17. 内髓板 internal medullary lamina
18. 丘脑外侧核群 lateral nuclear group of thalamus
19. 尾状核头 head of caudate nucleus
20. 侧脑室额（前）角 frontal (anterior) horn of lateral ventricle
21. 穹窿柱 column of fornix

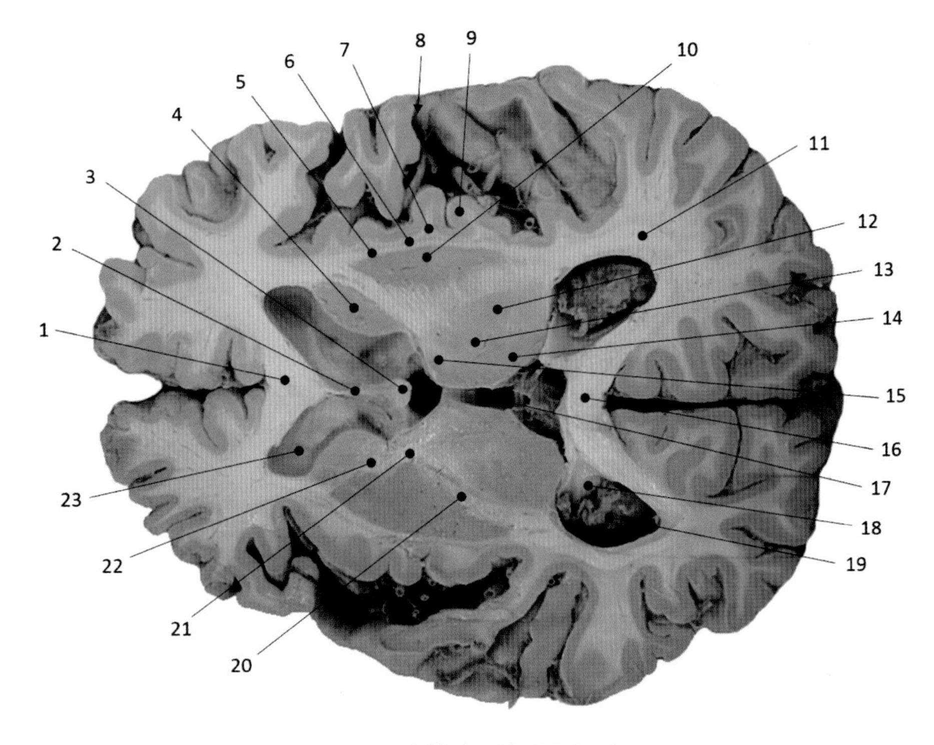

图 9　脑的水平切面（5）

Figure 9　Horizontal section of the brain（5）

1. 胼胝体膝 genu of corpus callocum
2. 透明隔 septum pellucidum
3. 穹窿柱 column of fornix
4. 尾状核头 head of caudate nucleus
5. 外囊 external capsule
6. 屏状核 claustrum
7. 最外囊 extreme capsule
8. 外侧沟 lateral sulcus (Sylvian fissure)
9. 岛叶 insula
10. 壳 putamen
11. 视辐射 optic radiation
12. 丘脑外侧核群 lateral nuclear group of thalamus
13. 内髓板 internal medullary lamina
14. 丘脑内侧核群 medial nuclear group of thalamus
15. 丘脑前核群 anterior nuclear group of thalamus
16. 胼胝体压部 splenium of corpus callosum
17. 第三脑室 third ventricle
18. 侧脑室颞（下）角 temporal (inferior) horn of lateral ventricle
19. 脉络丛 choroid plexus
20. 内囊后肢 posterior limb of internal capsule
21. 内囊膝 genu of internal capsule
22. 内囊前肢 anterior limb of internal capsule
23. 侧脑室额（前）角 frontal (anterior) horn of lateral ventricle

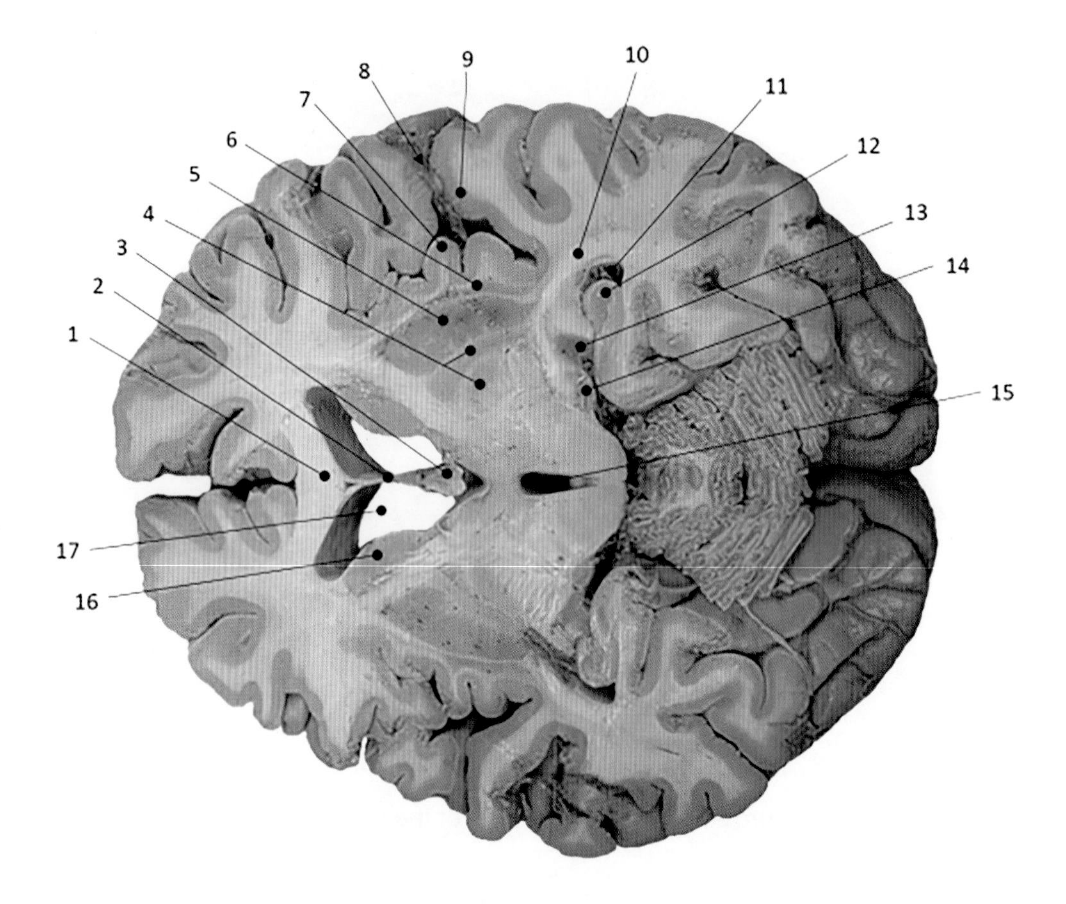

图 10　脑的水平切面（6）

Figure 10　Horizontal section of the brain（6）

1. 胼胝体 corpus callocum
2. 透明隔 septum pellucidum
3. 穹窿柱 column of fornix
4. 苍白球 globus pallidus
5. 壳 putamen
6. 屏状核 claustrum
7. 岛叶 insula
8. 外侧沟 lateral sulcus (Sylvian fissure)
9. 颞横回 transverse temporal gyrus (Heschl's gyrus)
10. 视辐射 optic radiation
11. 侧脑室颞（下）角 temporal (inferior) horn of lateral ventricle
12. 海马 hippocampus
13. 外侧膝状体核 lateral geniculate nucleus
14. 内侧膝状体核 medial geniculate nucleus
15. 第三脑室 third ventricle
16. 尾状核头 head of caudate nucleus
17. 侧脑室额（前）角 frontal (anterior) horn of lateral ventricle

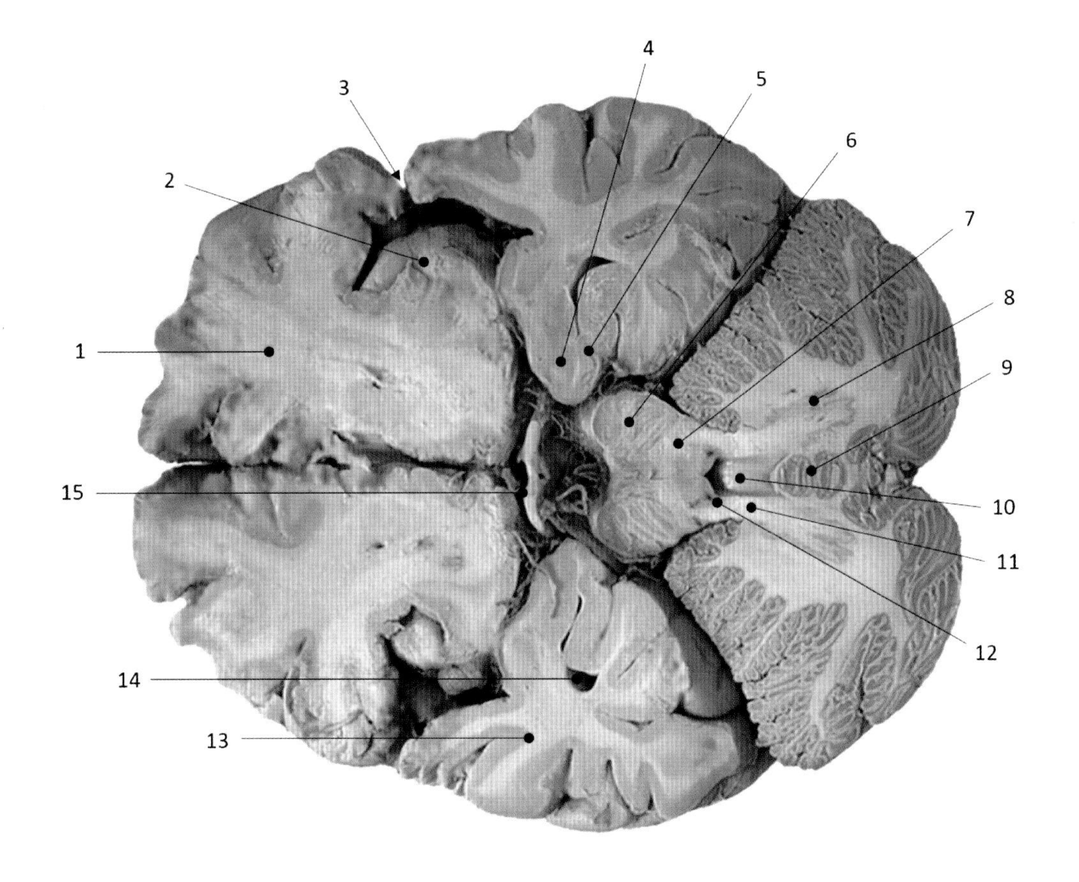

图 11　脑的水平切面（7）

Figure 11　Horizontal section of the brain（7）

1. 额叶 frontal lobe
2. 岛叶 insula
3. 外侧沟 lateral sulcus (Sylvian fissure)
4. 杏仁核 amygdaloid nucleus
5. 海马 hippocampus
6. 脑桥基底部 base of pons
7. 内侧丘系和脊丘系 medial lemniscus and spinal lemniscus
8. 齿状核 dentate nucleus
9. 小脑蚓 vermis
10. 第四脑室 fourth ventricle
11. 小脑上脚（结合臂）superior cerebellar peduncle (brachium conjunctivum)
12. 蓝斑 locus coeruleus
13. 颞叶 temporal lobe
14. 侧脑室颞（下）角 temporal (inferior) horn of lateral ventricle
15. 视交叉 optic chiasm

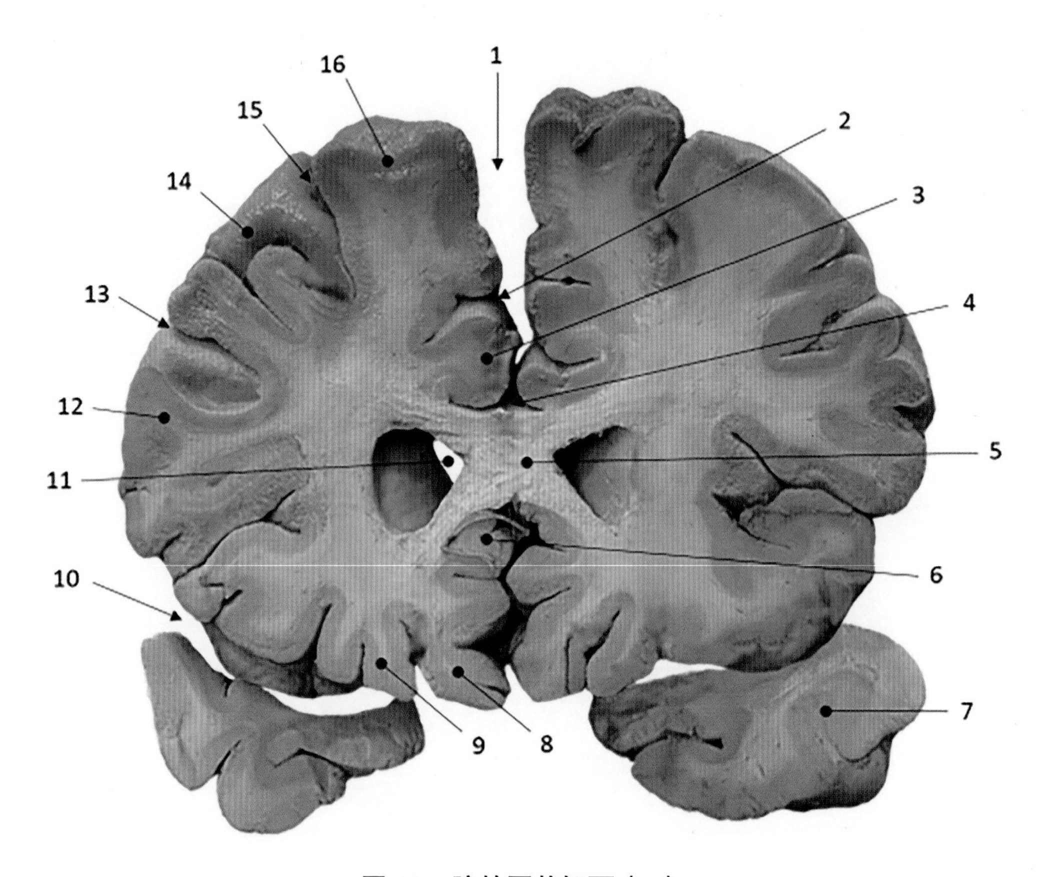

图 12　脑的冠状切面（1）

Figure 12　Coronal section of the brain（1）

1. 大脑纵裂 longitudinal cerebral fissure
2. 扣带沟 cingulate sulcus
3. 扣带回 cingulate gyrus
4. 胼胝体沟 sulcus of corpus callosum
5. 胼胝体膝 genu of corpus callosum
6. 胼胝体下区 subcallosal area
7. 颞叶 temporal lobe
8. 直回 straight gyrus
9. 眶回 orbital gyrus
10. 外侧沟 lateral sulcus (Sylvian fissure)
11. 侧脑室额（前）角 frontal (anterior) horn of lateral ventricle
12. 额下回 inferior frontal gyrus
13. 额下沟 inferior frontal sulcus
14. 额中回 middle frontal gyrus
15. 额上沟 superior frontal sulcus
16. 额上回 superior frontal gyrus

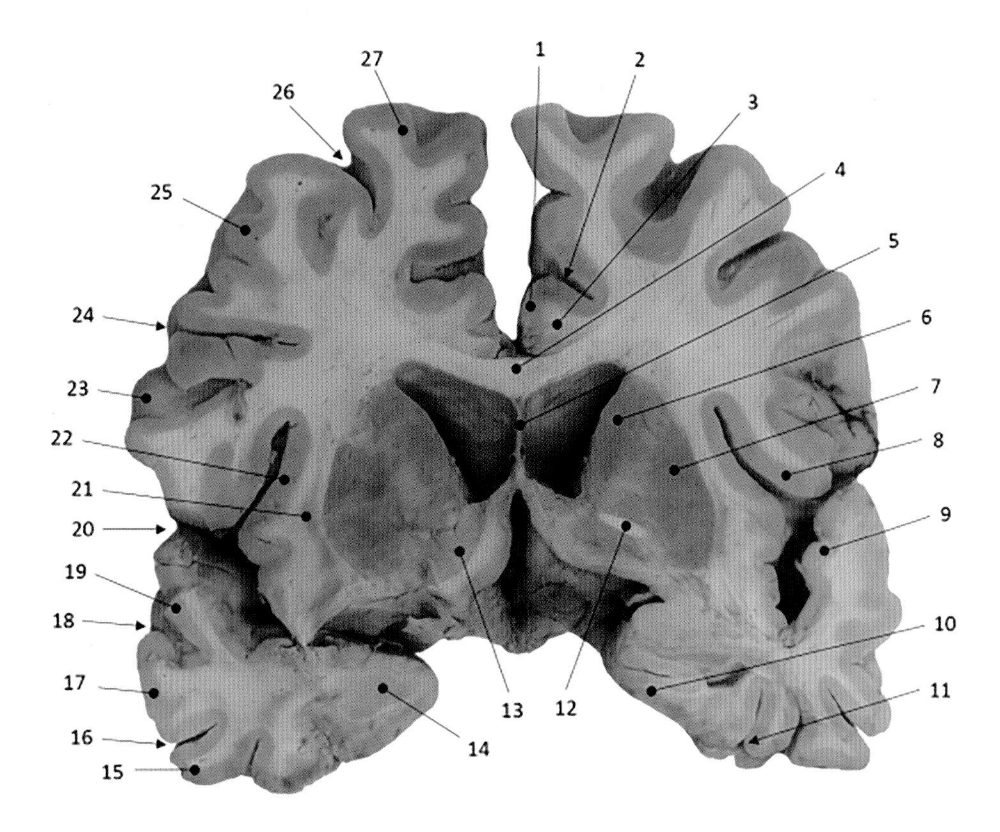

图 13　脑的冠状切面（2）

Figure 13　Coronal section of the brain（2）

1. 扣带回 cingulate gyrus
2. 扣带沟 cingulate sulcus
3. 扣带 cingulate bundle (cingulum)
4. 胼胝体 corpus callosum
5. 透明隔 septum pellucidum
6. 尾状核头 head of caudate nucleus
7. 壳 putamen
8. 额叶岛盖 frontal operculum
9. 颞叶岛盖 temporal operculum
10. 海马旁回 parahippocampal gyrus
11. 侧副沟 collateral sulcus
12. 前连合 anterior commissure
13. 伏隔核 nucleus accumbens
14. 杏仁核 amygdaloid nucleus
15. 颞下回 inferior temporal gyrus
16. 颞下沟 inferior temporal sulcus
17. 颞中回 middle temporal gyrus
18. 颞上沟 superior temporal sulcus
19. 颞上回 superior temporal gyrus
20. 外侧沟 lateral sulcus (Sylvian fissure)
21. 屏状核 claustrum
22. 岛叶 insula
23. 额下回 inferior frontal gyrus
24. 额下沟 inferior frontal sulcus
25. 额中回 middle frontal gyrus
26. 额上沟 superior frontal sulcus
27. 额上回 superior frontal gyrus

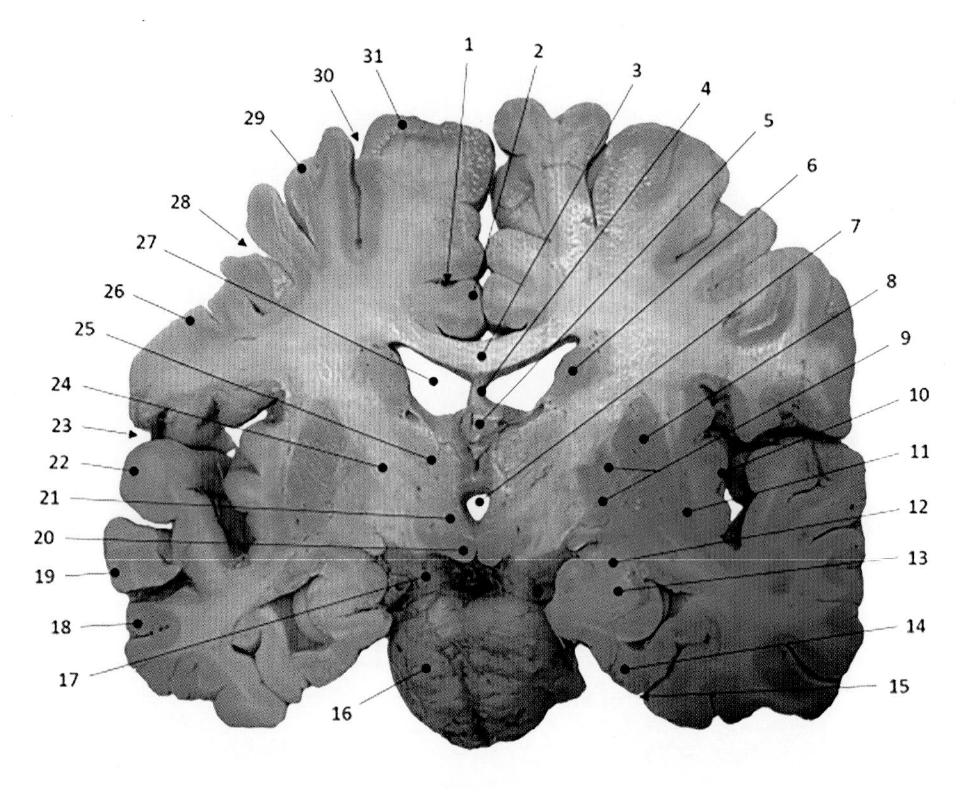

图 14　脑的冠状切面（3）

Figure 14　Coronal section of the brain（3）

1. 扣带沟 cingulate sulcus
2. 扣带回 cingulate gyrus
3. 胼胝体 corpus callosum
4. 透明隔 septum pellucidum
5. 穹窿柱 column of fornix
6. 尾状核头 head of caudate nucleus
7. 第三脑室 third ventricle
8. 壳 putamen
9. 苍白球 globus pallidus
10. 岛叶 insula
11. 屏状核 claustrum
12. 杏仁核 amygdaloid nucleus
13. 海马 hippocampus
14. 海马旁回 parahippocampal gyrus
15. 侧副沟 collateral sulcus
16. 脑桥基底部 base of pons
17. 大脑脚 cerebral peduncle
18. 颞下回 inferior temporal gyrus
19. 颞中回 middle temporal gyrus
20. 乳头体 mammillary body
21. 下丘脑 hypothalamus
22. 颞上回 superior temporal gyrus
23. 外侧沟 lateral sulcus (Sylvian fissure)
24. 内囊后肢 posterior limb of internal capsule
25. 丘脑 thalamus
26. 中央前回 precentral gyrus
27. 侧脑室 lateral ventricle
28. 中央前沟 precentral sulcus
29. 额中回 middle frontal gyrus
30. 额上沟 superior frontal sulcus
31. 额上回 superior frontal gyrus

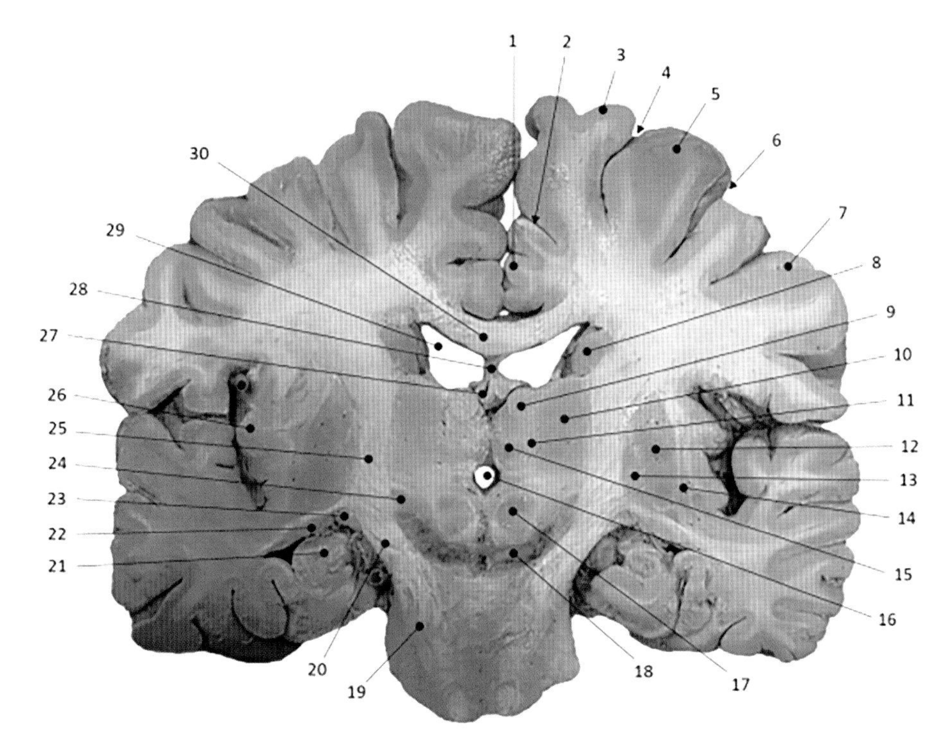

图 15　脑的冠状切面（4）

Figure 15　Coronal section of the brain（4）

1. 扣带回 cingulate gyrus
2. 扣带沟 cingulate sulcus
3. 额上回 superior frontal gyrus
4. 额上沟 superior frontal sulcus
5. 额中回 middle frontal gyrus
6. 中央前沟 precentral sulcus
7. 中央前回 precentral gyrus
8. 尾状核头 head of caudate nucleus
9. 丘脑前核群 anterior nuclear group of thalamus
10. 丘脑外侧核群 lateral nuclear group of thalamus
11. 内髓板 internal medullary lamina
12. 壳 putamen
13. 苍白球 globus pallidus
14. 屏状核 claustrum
15. 丘脑内侧核群 medial nuclear group of thalamus
16. 第三脑室 third ventricle
17. 红核 red nucleus
18. 黑质 substantia nigra
19. 皮质脊髓束和皮质核束（脑桥基底部）corticospinal and corticonuclear tract (pons base portion)
20. 皮质脊髓束和皮质核束（大脑脚部）corticospinal and corticonuclear tract (cerebral peduncle)
21. 海马 hippocampus
22. 外侧膝状体核 lateral geniculate nucleus
23. 内侧膝状体核 medial geniculate nucleus
24. 底丘脑核 subthalamic nucleus
25. 皮质脊髓束和皮质核束（内囊后肢）corticospinal and corticonuclear tract (posterior limb of internal capsule)
26. 岛叶 insula
27. 穹窿柱 column of fornix
28. 透明隔 septum pellucidum
29. 侧脑室 lateral ventricle
30. 胼胝体 corpus callosum

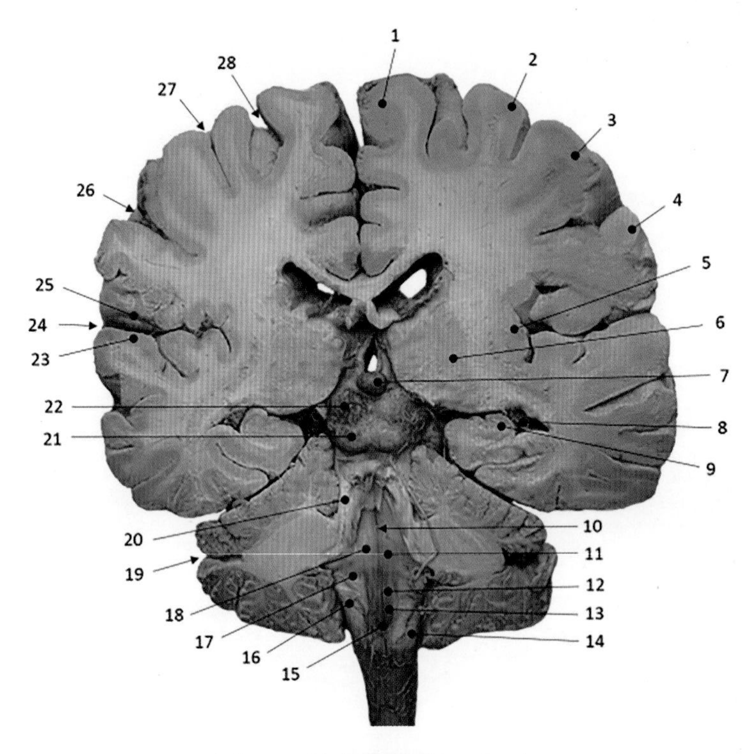

图 16　脑的冠状切面（5）

Figure 16　Coronal section of the brain（5）

1. 额上回 superior frontal gyrus
2. 额中回 middle frontal gyrus
3. 中央前回 precentral gyrus
4. 中央后回 postcentral gyrus
5. 岛叶 insula
6. 丘脑 thalamus
7. 松果体 pineal body
8. 侧脑室颞（下）角 temporal (inferior) horn of lateral ventricle
9. 海马 hippocampus
10. 正中沟 median sulcus
11. 内侧隆起 medial eminence
12. 舌下神经三角 hypoglossal triangle
13. 迷走神经三角 vagal triangle
14. 薄束核（内侧）和楔束核区（外侧） region of gracile nucleus (medial) and cuneate nucleus (lateral)
15. 最后区 area postrema
16. 小脑下脚 inferior cerebellar peduncle
17. 髓纹 striae medullares
18. 面神经丘 facial colliculus
19. 水平裂 horizontal fissure
20. 小脑上脚 superior cerebellar peduncle
21. 下丘 inferior colliculus
22. 上丘 superior colliculus
23. 颞叶岛盖 temporal operculum
24. 外侧沟 lateral sulcus (Sylvian fissure)
25. 顶叶岛盖 parietal operculum
26. 中央沟 central sulcus
27. 中央前沟 precentral sulcus
28. 额上沟 superior frontal sulcus

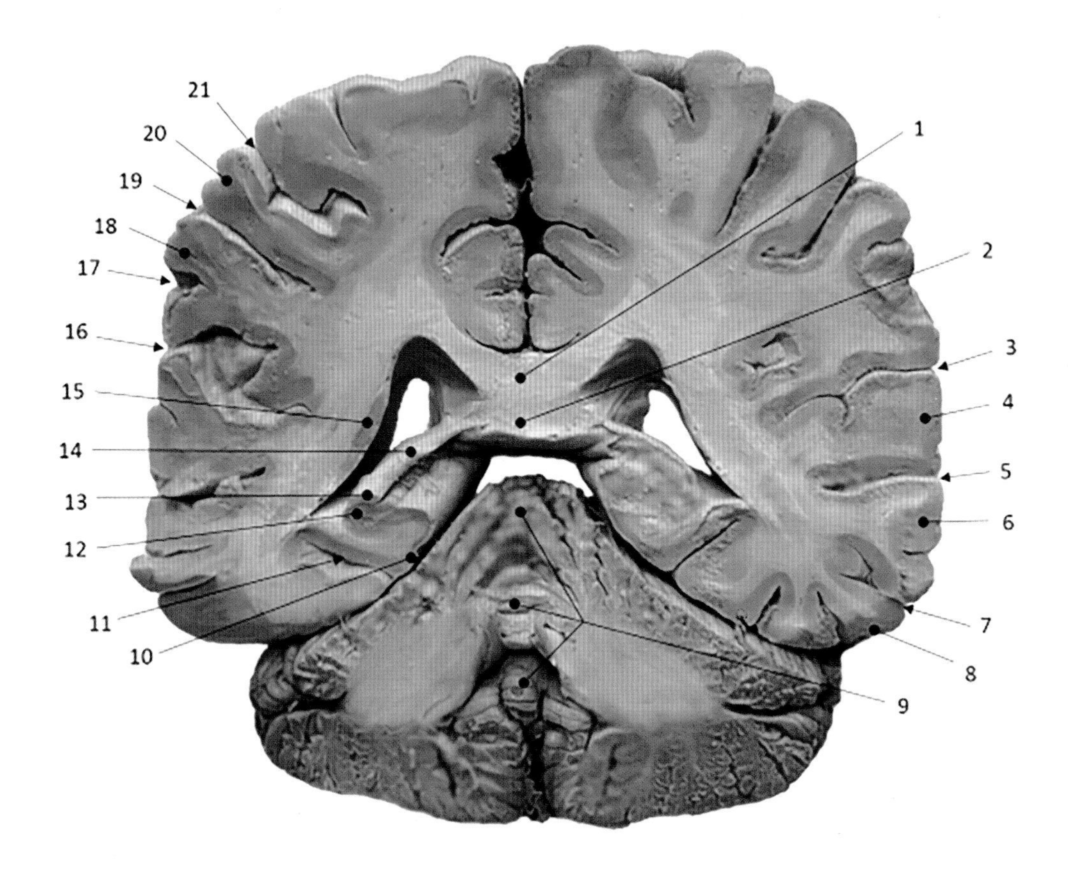

图 17　脑的冠状切面（6）

Figure 17　Coronal section of the brain（6）

1. 胼胝体压部 splenium of corpus callosum
2. 穹窿连合（海马连合）commissure of fornix (hippocampal commissure)
3. 外侧沟 lateral sulcus (Sylvian fissure)
4. 颞上回 superior temporal gyrus
5. 颞上沟 superior temporal sulcus
6. 颞中回 middle temporal gyrus
7. 颞下沟 inferior temporal sulcus
8. 颞下回 inferior temporal gyrus
9. 小脑蚓部 vermis of cerebellum
10. 海马旁回 parahippocampal gyrus
11. 侧副沟 collateral sulcus
12. 海马 hippocampus
13. 穹窿伞 fimbria of fornix
14. 穹窿脚 crus of fornix
15. 尾状核尾 tail of caudate nucleus
16. 外侧沟 lateral sulcus (Sylvian fissure)
17. 中央后沟 postcentral sulcus
18. 中央后回 postcentral gyrus
19. 中央沟 central sulcus (Rolandic fissure)
20. 中央前回 precentral gyrus
21. 中央前沟 precentral sulcus

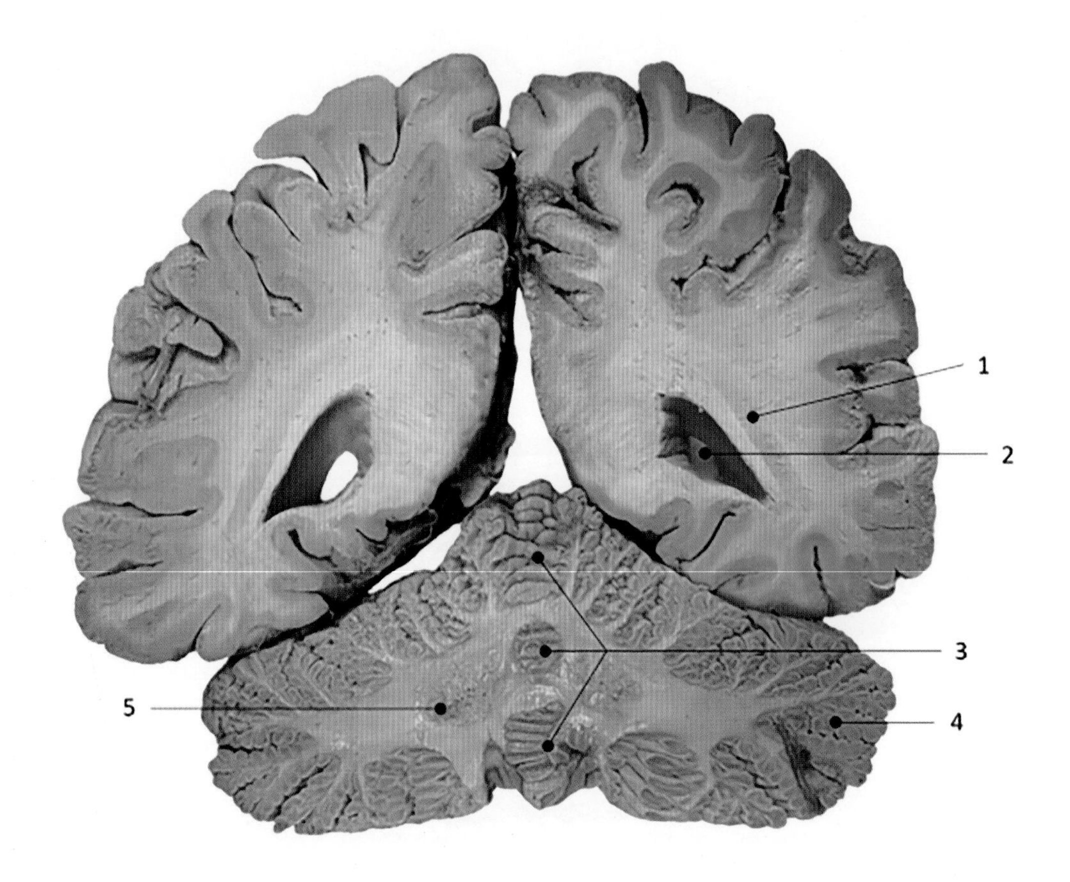

图 18　脑的冠状切面（7）

Figure 18　Coronal section of the brain（7）

1. 视辐射 optic radiation
2. 侧脑室枕（后）角 occipital (posterior) horn of lateral ventricle
3. 小脑蚓部 vermis of cerebellum
4. 小脑半球 hemisphere of cerebellum
5. 齿状核 dentate nucleus

神经解剖学学习指导

水木医声官方微信号

扫 码 关 注

清华大学出版社

官 方 微 信 号

ISBN 978-7-302-60978-0

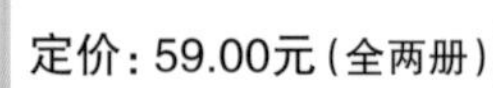

定价：59.00元（全两册）

神经解剖学学习指导

答案解析

刘津平　主编

清華大學出版社
北京

目　录